L'ŒIL ET LES DENTS

RELATIONS PATHOLOGIQUES

PAR

Le Professeur P. LAGLEYZE

PARIS
G. STEINHEIL, ÉDITEUR
2, RUE CASIMIR-DELAVIGNE, 2

1899

L'ŒIL ET LES DENTS

RELATIONS PATHOLOGIQUES

IMPRIMERIE A.-G. LEMALE, HAVRE

L'ŒIL ET LES DENTS

RELATIONS PATHOLOGIQUES

PAR

Le Professeur P. LAGLEYZE

PARIS
G. STEINHEIL, ÉDITEUR
2, RUE CASIMIR-DELAVIGNE, 2
1899

L'ŒIL ET LES DENTS

RELATIONS PATHOLOGIQUES

INTRODUCTION

C'est une opinion très répandue que le système dentaire présente des relations pathologiques avec l'appareil de la vision; à tel point que, depuis les temps les plus reculés, le vulgaire a baptisé les canines du nom de dents de l'œil. Ambroise Paré, parlant de ces mêmes dents, nous dit : « *Aucuns les appellent dents œillères, en haut principalement.* » De nombreuses publications scientifiques corroborent cette assertion, et démontrent, une fois de plus, que les idées populaires nées de la simple observation de faits répétés ont la plupart du temps leur raison d'être.

La bibliographie que nous annexons à ce travail nous prouve, tant par son importance numérique que par la réputation scientifique de ses auteurs, que l'étiologie dentaire, dans certaines maladies oculaires, est maintenant un fait indiscutable. De l'analyse d'un grand nombre d'observations publiées, il ressort nettement que, dans quelques-unes d'elles, l'affection oculaire et l'altération dentaire se montraient indifférentes ou coïncidaient simplement; que dans d'autres, où l'affection oculaire dépendait réellement des altérations dentaires, l'interprétation pathogénique a été erronée. Les auteurs ont pris pour un simple réflexe ce qui relevait d'une infection, etc. Néanmoins, il est incontestable que dans la plupart des cas les relations pathologiques ont existé.

Malgré les progrès réalisés par les sciences médicales dans ces dernières années, la pathogénie restera, de longtemps encore, l'écueil où nous viendrons nous heurter. En effet, rien de si ardu que d'appliquer et de faire converger harmoniquement vers un seul but toutes les connaissances anatomiques, physiologiques, bactériologiques, chimiques, les expériences de laboratoire, etc. Aussi plus d'une fois devrons-nous nous prévaloir d'analogies cliniques, ou nous appuyer sur des inductions plus ou moins acceptables sur le terrain des hypothèses. Nous n'avons point la prétention de faire l'accord sur le mécanisme des affections oculaires d'origine dentaire; nous n'avons qu'un désir : réunir des matériaux qui serviront un jour à la construction de l'édifice.

I. — Considérations anatomo-physiologiques.

Le voisinage, les relations anatomo-physiologiques, les connaissances bactériologiques actuelles nous expliquent la corrélation qui existe entre les phénomènes morbide des dents et des yeux.

Les liens anatomiques sont assez connus pour que nous nous dispensions d'une description minutieuse. Il nous suffira de rappeler que le maxillaire supérieur entre pour une grande part dans la constitution de la cavité orbitaire, donne insertion aux dents supérieures et est parcouru par les voies lacrymales. Une mince lamelle osseuse sépare le fond des alvéoles molaires du sinus maxillaire. Cette lamelle peut normalement ne pas exister, être détruite par les inflammations ou rompue dans l'avulsion des dents, de sorte que les racines de celles-ci plongent librement dans l'antre d'Highmore. Le périoste qui recouvre cet os est très adhérent au rebord orbitaire, contribue à former les gencives, et par sa réflexion sur le bord des alvéoles se continue avec la membrane alvéolo-dentaire jusqu'au point de pénétration des vaisseaux et des nerfs au sommet des racines.

Les connexions nerveuses et vasculaires sont bien marquées.

Le trijumeau, qui contribue en grande partie au fonctionnement de l'œil, fournit, par le nerf maxillaire inférieur, des branches sensitives aux dents de la mâchoire inférieure, et par le nerf maxillaire supérieur, des branches aux dents de la mâchoire supérieure. Ces deux nerfs ont une origine commune avec l'ophtalmique de Willis, qui, par l'intermédiaire de ses trois rameaux frontal, nasal et lacrymal, donne la sensibilité à des régions importantes de l'appareil de la vision. Le nasal est le plus important au point de vue de la sensibilité et de la nutrition de l'œil. Les travaux de Merkel sur le trijumeau, et les études postérieures de Magendie, Horner, Longet, Gudden, Cl. Bernard, Schiff, Decker, Meissner, Kalt, Doyen, et Laborde ne laissent aucun doute sur le rôle important que joue ce nerf dans les organes où il se distribue.

Le grand sympathique établit également des relations intimes entre les dents et l'œil, non seulement par ses branches isolées, mais aussi par celles qu'il fournit aux trois rameaux du trijumeau.

II. — Les dents dans l'étiologie des affections oculaires.

Quand les maladies de l'œil ou de ses annexes tirent leur origine de ces organes eux-mêmes, il nous est relativement facile d'en fixer l'étiologie. Il en est de même quand elles dépendent des fièvres éruptives, de l'infection puerpérale, de la pyohémie, de la morve, etc. Mais les affections oculaires ne sont pas toujours locales, ni engendrées par une infection générale. Elles peuvent relever d'une affection de voisinage, de lésions de la face, des cavités nasales, buccale, pharyngée, des sinus frontal, maxillaire, sphénoïdal, des cellules ethmoïdales, des dents enfin.

Dans beaucoup de cas, une affection oculaire reconnait pour point de départ une irritation des dents malades ; dans d'autres, celles-ci ont été la porte d'entrée de germes infectieux qui, par diverses voies, arrivent ensuite à l'appareil de la vision.

Les altérations dentaires, capables de provoquer les perturbations oculaires, sont le plus souvent la carie et la périostite alvéolo-dentaire, surtout quand ces lésions intéressent les molaires supérieures. Cependant, elles ne sont point rares, les observations où l'affection oculaire a été occasionnée par les incisives et les canines. Le travail de la première et de la seconde dentition est considéré par beaucoup d'auteurs comme la cause suffisante de certaines maladies communes dans l'enfance : les conjonctivites catarrhales et phlycténulaires, par exemple. Le caractère général de ces affections conjonctivales est de se répéter chez les mêmes individus pendant les diverses périodes de l'évolution dentaire.

Dans plusieurs observations publiées, on invoque la lenteur de l'éruption dentaire, comme cause des altérations oculaires. Mais si la simple dentition normale suffit déjà pour les produire, il nous parait incontestable qu'une dentition difficile aura encore plus de probabilités de les engendrer. Cependant, nous ne devons pas oublier que la dentition difficile est l'apanage des mauvaises constitutions et que souvent les altérations oculaires relèvent d'une cause générale. Leur coexistence avec le trouble dentaire n'est, par conséquent, qu'une simple coïncidence.

La pression exagérée des dents les unes contre les autres, les implantations vicieuses, les plombages, les prothèses, l'extraction, la destruction ou dénudation du nerf dentaire, la pulpite, les abcès de la racine, etc., telles sont les causes communes. Parmi les causes rares, citons la curieuse observation suivante, rapportée par le Dr Caffe (5) : Il s'agissait d'un individu porteur d'une dent cariée à la mâchoire supérieure. Toutes les fois que la cavité de la dent se remplissait de détritus alimentaires, le malade devenait aveugle. Après nettoyage de la dent, la vision se rétablissait.

III. — Affections oculaires d'origine dentaire.

Les altérations dentaires peuvent influencer l'œil de deux manières différentes : en y produisant des perturbations nerveuses, ou des processus inflammatoires. Les premières sont de l'ordre des réflexes, et s'effectuent par le trijumeau ; les seconds, se font par propagation de l'infection de la dent vers l'œil.

1° Accidents réflexes. — Classification et généralités. — Les altérations de l'activité fonctionnelle de l'œil et ses perturbations nutritives consécutives à une irritation subie par un autre organe, et classées comme réflexes, sont si obscures et d'une interprétation évidente si difficile que nous avons cru convenable de les analyser et d'étudier, pour chacune d'elles, la pathogénie la plus vraisemblable.

Pour examiner, avec un certain ordre, les phnéomenes réflexes, nous les diviserons en trois catégories :

a) *Altérations végétatives.* Larmoiement, blépharite ; conjonctivite ; kératite ; glaucome.

b) *Altérations motrices.* Spasmes, contractures et paralysie de l'accommodation ; mydriase ; blépharospasme ; strabisme.

c) *Altérations nerveuses.* De la sensibilité générale : névralgies. De la sensibilité spéciale : photophobie, amblyopie, amaurose.

Avant d'analyser chacune de ces altérations, il convient de mettre en lumière les généralités suivantes :

1° Que les réflexes peuvent avoir pour cause une lésion de l'une quelconque des dents, supérieures comme inférieures. Cependant, la majorité des cas rapportés obéissent à des altérations des molaires supérieures. L'explication de ce fait se trouve dans les relations directes qui existent, en quelques points, entre les deux branches supérieures du trijumeau.

2° Que les accidents oculaires réflexes suivent, comme le fait remarquer Courtaix (90), les lois de Pflüger et Chaveau. 1° L'œil malade est toujours du même côté que la lésion dentaire (loi de l'unilatéralité). 2° Les deux yeux sont quelquefois atteints (loi de la symétrie), mais le premier toujours plus que le second (loi de l'intensité). 3° L'irritation peut s'étendre aux nerfs voisins (loi de l'irradiation), et de là, à distance, comme au plexus brachial (loi de généralisation).

3° Que généralement, l'affection réflexe se manifeste brusquement sans qu'elle ait été précédée par aucun de ses symptômes prémonitoires ordinaires. Quelquefois, les phénomènes oculaires réflexes se développent avec la symptomatologie commune.

4° Que la lésion dentaire n'est pas toujours douloureuse ; au contraire, dans certains réflexes, comme dans les amblyopies, par exemple, l'absence d'odontalgie paraît être la règle. Ce défaut de douleur locale ne permettant pas, quand les dents altérées sont nombreuses, de déterminer celle qui cause l'affection oculaire, on est souvent obligé d'en extraire plusieurs ou de les sacrifier toutes.

Après cette digression sur quelques généralités concernant les réflexes, examinons en détail la classification adoptée.

a) *Altérations végétatives.* — Le larmoiement est le réflexe le plus fréquent. Presque toujours, il reconnaît pour cause une hypersécrétion de la glande lacrymale. Cette glande reçoit des filets, non seulement de la branche ophtalmique du trijumeau, mais aussi du maxillaire supérieur, par un rameau anastomotique orbitaire que ce nerf envoie au lacrymal. Cette anastomose contient des fibres sécrétoires. Les expériences de M. Campos (1) démontrent que l'excitation du bout périphérique du filet lacrymal du rameau orbitaire du maxillaire supérieur provoque le larmoiement.

Tomes a vu un malade chez qui l'excitation de la pulpe découverte de la première molaire supérieure produisait du larmoiement, de l'injection conjonctivale et de la salivation. Courtaix (90) cite de même un cas, où il suffisait de toucher une dent cariée pour provoquer du larmoiement, de la dilatation pupillaire et de l'injection conjonctivale.

Le larmoiement peut être aussi consécutif à des perturbations dans la perméabilité des voies excrétoires des larmes. M. Abadie (39), se basant sur ses observations, dit que les causes les plus fréquentes des rétrécissements du canal nasal sont les altérations dentaires du maxillaire supérieur par les complications osseuses qu'elles engendrent. Le plus souvent ce sont les petites molaires qui sont malades, ou qui l'ont été avant l'apparition de l'affection des voies lacrymales. Viennent ensuite les canines, mais avec une importance moindre. Quant à la pathogénie, voici ce que dit M. Abadie : « certaines for- « mes de lésions dentaires entraînent des lésions osseuses, « ostéites peu accusées, obscures, qui se propagent par con- « tinuité de tissus, lentement, jusqu'aux parois du canal « nasal, où il se produit une véritable ostéo-périostite conden- « sante et par un rétrécissement du canal nasal ». Sans nier cette cause de larmoiement, par atrésie du canal nasal, nous pensons qu'elle n'est pas aussi fréquente que l'indique ce distingué oculiste.

On peut observer le phénomène inverse du larmoiement. Uhthoff (76) cite un cas d'acrinie lacrymale consécutive à une altération d'une incisive supérieure.

Quand le larmoiement persiste depuis longtemps, il engen-

(1) Campos. *Étude expérimentale sur la sécrétion des larmes.*

dre de la blépharite et aussi de la conjonctivite. Mais, souvent celle-ci reconnait, pour cause initiale, une congestion par paralysie vaso-motrice. La conjonctive hyperhémiée se met, ainsi que la cornée, secondairement dans des conditions très favorables au développement des infections communes, surtout dans l'enfance. Conjonctivites et kératites phlycténulaires, par exemple, avec toutes leurs conséquences : abcès ulcères et opacités plus ou moins épaisses de la cornée. Nous n'aurons pas lieu d'être surpris de la production de ces complications, si nous ajoutons que les névralgies oculaires, de même que les anesthésies, diminuent probablement la résistance des tissus et favorisent l'invasion des microbes. Le docteur Power rapporte un cas d'anesthésie de la région innervée par la branche ophtalmique, avec ulcère de la cornée. L'anesthésie disparut après l'avulsion de quatre molaires et l'affection cornéenne s'améliora par la suite.

La congestion de la conjonctive, avec hypersécrétion catarrhale, peut s'observer consécutivement à des lésions dentaires, sans que, forcément, elle soit d'origine réflexe. Elle se produit toujours quand il y a obstacle à la circulation en retour comme dans les phénomènes de phlogose que nous étudierons plus loin.

Plusieurs observations ont été publiées qui démontrent la possibilité du glaucome comme affection réflexe. Creniceau (77) cite un cas, et admet que l'irritation continue d'un rameau dentaire, peut dans un œil prédisposé engendrer le glaucome. Redard (78) rapporte avoir observé, à la clinique du docteur Abadie, un autre cas de glaucome, dans l'œil droit d'une femme de 28 ans. Deux fois on pratiqua la sclérotomie, sans obtenir aucun résultat. On découvrit alors une racine douloureuse, on en fit l'extraction et immédiatement et d'une manière brusque la tension intra-oculaire baissa.

Les irritations prolongées des rameaux du trijumeau peuvent très bien, par voie réflexe, exciter les vaso dilatateurs de l'œil et provoquer, chez les sujets prédisposés par l'arthritisme, l'explosion du glaucome. Abadie (1) soutient que les glaucomes aigu, subaigu et chronique simple sont produits par une irritation des filets vaso-dilatateurs de l'œil. En rapportant cette opinion, notre but n'est pas d'étudier la pathogénie du glaucome, qui est pour nous un protée. Qu'on le fasse dépendre des vaso-dilatateurs, des vaso-constricteurs, peut-être de l'excitation des nerfs sécréteurs de l'humeur aqueuse, si réellement ces nerfs existent, ou d'une gêne dans l'excrétion des liquides intra-oculaires, etc. — qu'importent ces hypothèses devant les faits et certaines expériences, celles de Hippel et de Gruenhagen par exemple. Ces auteurs démontrent que l'irritation de la cinquième paire provoque une augmentation de la pression intra-oculaire. Par contre, un acte inhibitoire produirait un abaissement de la tension. Pour le prouver, il nous suffira de rappeler le résultat que donne habituellement le traitement conseillé par le Dr Badal dans le glaucome, et qui n'est autre que l'élongation, ou mieux l'arrachement du nerf nasal externe.

b) *Altérations motrices*. — Les irritations du trijumeau, consécutives à des affections dentaires, peuvent occasionner des perturbations sur les nerfs moteurs de l'œil. Ainsi, les altérations dans le fonctionnement de l'accommodation fournissent la plus grande partie des observations rapportées. Schmidt (33) à la clinique du Dr Albbreicht, observa, chez 73 sujets, une diminution de l'amplitude accommodative. — Chez tous la parésie disparut en même temps que l'affection dentaire. Suivant la statistique de H. Power (70), le trouble de l'accommodation accompagne surtout les affections dentaires de la mâchoire supérieure. — Ainsi, sur 41 cas où le mal résidait à la mâchoire inférieure, 17 fois il rencontra la parésie accommodative, tandis qu'il la nota 19 fois chez 39 sujets affectés du maxillaire supérieur. Ces modifications de l'accommodation se manifestent surtout chez les jeunes gens ; elles ne sont point influencées

(1) ABADIE. *Société franç. d'ophtal.*, 5 mai 1897.

par la nature de la lésion dentaire, et sont plus fréquentes, suivant Schmidt, chez les hommes (50 p. 100) que chez les femmes (42 p. 100).

Selon Jacobson, la paralysie ou parésie de l'accommodation est occasionnée par l'odontalgie, car aussitôt que celle-ci cesse l'amplitude augmente. Il est d'observation commune que les névralgies dentaires provoquent de l'hyperesthésie des nerfs de l'œil. Les efforts accommodatifs deviennent alors douloureux, et instinctivement le malade met au repos son accommodation.

Brown-Séquard explique ce réflexe par une inhibition du nerf moteur engendrée par l'irritation du nerf sensitif affecté.

Au lieu d'une diminution de l'amplitude de l'accommodation, on peut observer le phénomène inverse, sous la forme de spasmes et de contractures du muscle ciliaire. Schmidt et d'autres auteurs en rapportent quelques observations.

Galezowski (83), s'occupant des perturbations oculaires dans les altérations de la cinquième paire, et en particulier dans les affections dentaires, dit que la mydriase monoculaire est, huit fois sur dix, imputable à des altérations dentaires. Mais, cette assertion nous parait exagérée, car nous savons que les causes capables de produire ce symptôme sont multiples, et que l'étiologie générale ne saurait, par conséquent, être réduite à un chiffre si mesquin.

On a publié d'autres manifestations réflexes dentaires dans la sphère de la motricité oculaire, par exemple, le blépharospasme, la contracture et le spasme des muscles extrinsèques du globe, de même que leur paralysie. Redard, Mitchel, Graeffe et d'autres citent des cas de strabisme paralytique, principalement chez les enfants au moment de la dentition.

c) *Altérations nerveuses.* — Les troubles nerveux peuvent se limiter exclusivement à des symptômes de névralgie dans la région orbitaire ou dans l'œil, soit comme de simples manifestations synalgiques, soit comme l'expression de véritables névrites propagées des nerfs dentaires.

Ils sont nombreux les faits qui se rapportent à des altérations de la sensibilité optico-nerveuse, comme conséquence de réflexes dentaires. Beaucoup d'auteurs citent des cas où des perturbations, telles que des photopsies, des photophobies, des amblyopies, et même des amauroses, disparurent par l'extraction d'une dent malade. Dans ces altérations, qui se révèlent par la perte ou la diminution de la vision centrale ou périphérique, et que précède quelquefois de l'hyperesthésie rétinienne, on n'observe pas de lésions ophtalmoscopiques. Si par l'examen à l'ophtalmoscope, nous trouvons des lésions des membranes profondes, nous penserons qu'il ne s'agit déjà plus d'un simple acte réflexe, mais bien d'altérations infectieuses propagées des régions voisines à l'œil.

L'explication pathogénique de ces accidents se tire du principe suivant de physiologie : L'irritation d'un nerf sensitif excite ou paralyse d'autres nerfs, en donnant lieu dans le premier cas à des phénomènes de dynamogénie, et dans le second à des phénomènes d'inhibition. L'excitation légère des filets dentaires du trijumeau augmentera l'excitabilité de l'appareil optico-nerveux : d'où les photopsies, la photophobie, l'hyperesthésie rétinienne. Si l'irritation du trijumeau est prolongée, elle diminuera l'excitabilité de l'appareil optico-nerveux, jusqu'à produire la paralysie de son centre ; d'où les scotomes, les rétrécissements du champ visuel, les amblyopies, les amauroses.

Certains auteurs appliquent, par analogie, l'explication donnée par Tiesler et Frimberg aux lésions de la moelle épinière consécutives aux irritations des nerfs sciatiques et soutiennent que les amblyopies réflexes sont occasionnées par de profondes perturbations nutritives des centres nerveux. Celles-ci auraient pour point de départ une névrite dentaire, qui se propagerait progressivement jusqu'aux centres de la vision.

Nous croyons aussi que souvent, ces perturbations fonctionnelles de la vision, obéissent à un réflexe vaso-moteur. On conçoit facilement que des phénomènes circulatoires, que ce soit par la diminution ou l'augmentation en calibre des vaisseaux, puissent parfaitement altérer le fonctionnement d'un organe aussi délicat que l'œil.

Les trois hypothèses pathogéniques peuvent être admises suivant les cas, l'une n'exclut pas les autres. C'est ainsi que pour certains faits il conviendra d'adopter une pathogénie vaso-motrice, pour d'autres une commotion inhibitoire ou dynamogénique, ou enfin des perturbations nutritives des centres nerveux.

2° L'ACTION RÉFLEXE DANS LA PATHOGÉNIE OCULO-DENTAIRE. — Toutes les maladies oculaires classées comme réflexes, se prêtent facilement à la critique. Leur symptomatologie n'a rien de pathognomonique qui nous oblige sans hésiter à la rapporter à une action nerveuse de nature réflexe. Actuellement, il se fait un mouvement révolutionnaire, sous l'angle des nouvelles connaissances de pathologie générale, et qui tend, sinon à réprouver, du moins à diminuer le nombre des cas classés d'origine réflexe.

Divers auteurs inclinent à penser qu'il s'agit, dans ces faits, de perturbations hystériques occasionnées par l'accident dentaire, perturbations qui se manifestent par les symptômes de l'hystéro-traumatisme avec les altérations oculaires qui se développent d'ordinaire dans cette affection.

Le Dr Parinaud dit que les prétendues affections réflexes de l'œil n'existent pas. Il conserve cependant quelques doutes, principalement en ce qui concerne les perturbations pupillaires. Quant aux amblyopies et aux amauroses, il est convaincu qu'elles n'existent pas comme phénomènes réflexes, mais qu'elles sont produites par la compression du nerf optique, occasionnée par des lésions inflammatoires au niveau du canal optique. Le professeur Panas et beaucoup d'autres auteurs pensent plus ou moins comme M. Parinaud.

Le Dr Péchin (103), dans un travail présenté, en 1895, à la Société d'ophtalmologie de Paris, dit qu'il ne nie pas l'existence de phénomènes réflexes, mais que la classe de ces lésions diminuera au profit de celles d'origine microbienne, à mesure que nous connaîtrons mieux les conditions de production des infections à distance. Il accepte la possibilité du réflexe lacrymal, et avec quelques doutes, celles des amblyopies car ces dernières peuvent dépendre aussi de processus infectieux. Ce même auteur suppose que le réflexe peut agir à la façon d'un traumatisme : la dent malade créererait une disposition aux affections oculaires, de nature sympathique, et sans qu'il y ait eu transmission directe de l'infection dentaire à l'œil. Parinaud accepte cette hypothèse, mais à la condition qu'elle s'applique à des sujets en puissance de *microbisme latent*. Le réflexe réveillerait une infection latente et la localiserait à l'œil, siège du réflexe dentaire. Cette hypothèse suppose qu'une infection dentaire, sans qu'elle se transmette directement, peut engendrer une inflammation oculaire grâce à la longue survivance des microbes. Le rôle que l'on fait jouer au microbisme latent est bien ingénieux, mais en contradiction avec la clinique. Nous savons aujourd'hui que les traumatismes chirurgicaux, pratiqués avec tous les soins antiseptiques, ne sont suivis d'aucune réaction, même chez les sujets diabétiques, syphilitiques, etc.

Ces diverses hypothèses n'ont pas de meilleure base scientifique que la vieille et simple conception de l'action réflexe, et ne peuvent la détrôner, du moins quand elle s'applique aux lésions non inflammatoires. Pour les inflammations, nous n'admettons d'autres mécanismes que ceux de la propagation de l'infection ou de l'intoxication, comme nous l'établirons plus loin.

Nous croyons que la classe des lésions non inflammatoires de l'œil ne doit pas être retranchée du cadre nosologique comme entité réflexe, car c'est l'unique explication acceptable, une fois qu'on a éliminé, avec le plus grand soin, toutes les causes capables de produire les symptômes que présente un sujet dans les conditions requises pour la production du réflexe.

Nous ne doutons pas que beaucoup d'affections telles que les amblyopies, l'amaurose aient eu lieu par vaginalite ou par névrite rétro-bulbaire, par la compression dans le trou optique; qu'elles aient été aussi l'expression d'un phénomène purement hystérique; mais nous ne doutons pas non plus qu'elles puissent survenir comme simples réflexes. Comment concevoir autrement que la seule extraction d'une dent puisse faire souvent et le même jour récupérer la vision à un aveugle, disparaître une asthénopie ou une paralysie de l'accommodation?

Il est incontestable que l'hystérie peut engendrer l'un quelconque des symtômes que nous avons signalés parmi les réflexes dentaires. Nous ne pouvons pas en outre nier que, souvent, chez des sujets hystériques, les phénomènes oculaires et les maladies dentaires n'ont été qu'une simple coïncidence. Mais ce n'est pas pour cela que nous cesserons d'admettre que, chez beaucoup d'hystériques, mieux encore que chez les individus privés de cette névrose, les altérations dentaires soient la cause de perturbations fonctionnelles de l'œil. Pourquoi les hystériques s'en trouveraient-ils exemptés, puisque ce sont eux qui présentent le meilleur terrain pour l'irritabilité réflexe? Richet (1) dit que l'excitabilité de la moelle, par action réflexe, est énormément augmentée chez les hystériques, et qu'une cause insignifiante entraîne chez eux des résultats considérables.

Que l'hystérique puisse souffrir protopathiquement, il n'en résulte pas qu'il ne puisse souffrir consécutivement à des lésions dentaires. Que ce soit alors, comme le désirent quelques-uns, de l'hystéro-traumatisme, peu importe, cela ne veut pas dire que l'altération oculaire n'a pas été causée par la lésion dentaire, mais tout le contraire.

Personne ne doute que les affections réflexes ne diminuent chaque jour à mesure que de nouvelles conquêtes agrandissent le champ de nos connaissances médicales. Depuis les travaux du professeur Bouchard, sur les auto-intoxications, nous con-

(1) Richet. *Physiologie des muscles et des nerfs.*

naissons la pathogénie des névropathies oculaires consécutives aux affections du tube digestif ; elles sont dues à l'empoisonnement de l'économie par les ptomaïnes engendrées par la mauvaise élaboration des aliments. Certains phénomènes oculaires qui se développent d'ordinaire dans le cours de l'ictère, de l'urémie, etc., sont également la résultante d'auto-intoxications. Ils sont occasionnés par des produits excrémentitiels non éliminés.

Les accidents produits par certains parasites sont passibles d'une interprétation semblable. Les docteurs A. Auber, Blanchard, Vignardon, Arthus et Chauson ont observé chez des personnes qui maniaient des ascarides lombricoïdes, dans des laboratoires, diverses éruptions : de la conjonctivite, du coryza, des sécrétions anormales du nez et des oreilles, de la pharyngite, de l'aphonie, etc. Ces phénomènes étaient produits probablement par le contact du jus des ascarides avec les parties affectées.

Chauffard, Tauchun, P. Marie et Vermeulen ont publié diverses observations d'infections par lombricoïdes, à forme typhoïde. De nombreux auteurs rapportent des cas de méningite par ascarides.

Quincke, Eichhorst, Gowers, Haab, Natanson, Tschemolossow, Schaumann, etc., indiquent la fréquence d'hémorrhagies de la rétine d'origine parasitaire (bothriocéphale, ankylostoma), semblables à celles constatées dans l'anémie progressive idiopathique.

Le Dr Chauson a récemment communiqué à la Société médico-chirurgicale de Paris, les résultats qu'il a observés chez les cobayes par l'injection, dans leur tissu cellulaire, d'un liquide préparé avec des ascarides vivants du cheval et du porc. Le premier cobaye mourut en peu de minutes, avec des accidents convulsifs. Le second présenta rapidement de la rigidité des membres postérieurs et mourut moins de douze heures après l'injection. Le troisième mourut également, dans le même laps de temps, sans avoir rien présenté de spécial. En outre, plusieurs autres cobayes moururent de cinquante-six à soixante-douze heures après l'injection.

Puisque nous parlons des parasites, nous pourrions ajouter l'éruption ortiée qui, fréquemment, se montre après les opérations sur les kystes hydatiques. Quelquefois les accidents ne sont pas aussi légers, et l'on peut voir survenir des symptômes alarmants, comme dans le cas de M. Achard, cité dans les *Archives générales de Médecine* (1888). M. Chauffard rapporte un cas de mort avec éruption, accidents convulsifs et asphyxie terminale. Ces symptômes se produisirent vingt-cinq minutes après la ponction d'un kyste hydatique.

Les faits cliniques et expérimentaux cités, ainsi que la capricieuse symptomatologie nerveuse provoquée par les vers ou helminthes, prouvent qu'il existe un agent toxique, quoique non déterminé, qui peut, dans des circonstances spéciales, produire des accidents variés.

Nous croyons que l'amblyopie, le strabisme et d'autres altérations oculaires classées jusqu'ici comme des phénomènes réflexes d'origine vermineuse, doivent être en réalité considérés comme le résultat de l'absorption d'une substance toxique.

Avant de clore ces considérations, nous ferons noter que l'innervation des dents et de l'œil par le trijumeau, nous explique, non seulement les réflexes qui se font des dents vers l'œil, mais aussi la réciproque. Quelques maladies oculaires, comme l'iritis et surtout le glaucome, provoquent de violentes névralgies dentaires, que des médecins, peu faits à notre spécialité ou insuffisamment attentifs, peuvent rapporter à une affection des dents. Le fait est arrivé à des dentistes d'interpréter la névralgie comme le signe d'une carie dentaire et d'extirper, en conséquence, une dent, sans obtenir de résultat favorable.

M. Galezowski (40) cite le cas d'un individu affecté d'une iritis rhumatismale, qui n'étant pas arrivé à calmer une odontalgie et dans la croyance qu'il s'agissait d'une simple maladie dentaire, du côté de l'œil atteint, eut recours à un dentiste.

Celui-ci lui extirpa une dent, mais sans lui procurer de soulagement. Le jour suivant, le dentiste, croyant s'être trompé de dent, lui arracha une seconde molaire. A partir de cette seconde opération les douleurs allèrent en augmentant, et c'est alors qu'il consulta le Dr Galezowski.

Le Dr Javal rapporte un cas de glaucome suivi de douleurs dentaires qui donna lieu au déplombage des dents, sans succès.

Le fait suivant, très curieux, a été décrit par le docteur Neuchaler (86). Une jeune fille, d'une acuité visuelle normale et emmétrope, ne pouvait jouer du piano sans souffrir d'odontalgie. Elle avait une insuffisance des droits internes. L'auteur la lui corrigea par des prismes de 4° à base interne, et elle fut débarrassée de ses névralgies dentaires. La preuve que cette affection était due à l'effort que nécessitait le maintien de la vision binoculaire, c'est que toutes les fois que la malade jouait du piano sans ses verres correcteurs, l'odontalgie reparaissait.

3° Accidents inflammatoires. Classification. — Les maladies oculaires de nature inflammatoire sont toujours engendrées par une infection, dont le point de départ — dans la question qui nous occupe — est dans une dent malade.

Le processus inflammatoire, dans sa marche de la dent vers l'œil, progresse dans le plus grand nombre des cas par contiguïté de tissus. L'infection peut aussi se faire, le long des vaisseaux sanguins, par propagation phlébitique, au moyen de la circulation par des métastases microbiennes, ou par la dissolution et le transport dans le sang de toxines phlogogènes.

Quelques auteurs attribuent au système lymphatique un rôle dans les divers processus capable d'infecter l'œil consécutivement à des maladies dentaires. Mais, aucun fait clinique, vérifié, ne vient à l'appui d'un tel mécanisme.

Dans le premier cas, c'est-à-dire dans la propagation de l'inflammation à travers les tissus, les lésions sont faciles à vérifier, et partant, dans la majorité d'elles, les relations de cause à effet, indiscutables. Il en est de même, quoique moins ostensiblement, dans les phlébites consécutives aux lésions dentaires. Mais quand l'infection, dans son développement, saute pardessus les tissus intermédiaires sans les contaminer et fait irruption dans l'œil, la relation échappe à l'observation directe. Il en est ainsi pour certaines altérations oculaires, dont l'explication se trouve encore sur le terrain des hypothèses embryonnaires. Nous les discuterons plus loin, quand nous en donnerons l'interprétation pathogénique qui nous paraît la plus acceptable.

Maintenant que sont indiquées les diverses voies par lesquelles peuvent s'établir des relations phlegmasiques entre les dents et l'œil, analysons sommairement le mécanisme de ces différents processus.

a) *Inflammations propagées par contiguïté.* — L'infection peut avoir son origine dans les dents du maxillaire supérieur ou du maxillaire inférieur. L'affection dentaire est toujours de nature inflammatoire.

La propagation d'une ostéo-périostite alvéolo-dentaire du maxillaire supérieur peut se faire jusqu'au rebord inférieur de l'orbite par l'intermédiaire du périoste et donner lieu à des abcès de la paupière inférieure. Elle peut s'étendre aussi à la cavité orbitaire, y produire un phlegmon du tissu cellulaire et compromettre sérieusement l'organe de la vision. Quoique nous pensions que cette marche n'est pas la plus commune, nous ne croyons pas, comme quelques auteurs, qu'il faille la rejeter. Pour notre part, nous avons eu l'occasion d'observer une femme de 42 ans, qui, consécutivement à une ostéo-périostite alvéolaire de la première petite molaire supérieure droite, eut un abcès sous-périostique étendu. La joue et la paupière inférieure du même côté étaient très tuméfiées, ainsi que la gencive. Je pratiquai une incision sur la gencive, au niveau de la dent malade; elle donna issue à une petite quantité de pus. Mais comme le jour suivant l'aspect des lésions était resté le même, je fis une incision au-dessous de la paupière inférieure et jusqu'au rebord orbitaire. Du pus sortit en abondance. J'explorai avec un stylet, et trouvai l'os dénudé de tissus mous jusqu'au niveau alvéolaire. Au moyen de ce même stylet, que je pus faire sortir par l'ouverture pratiquée la veille, je mis un tube de drainage et fis l'extraction de la molaire cariée quelques jours après. A partir de ce moment, l'amélioration fut progressive, jusqu'à la guérison complète.

Reynier et Parinaud (60), se basant sur des études anatomiques, soutiennent que la propagation de l'inflammation peut s'effectuer par une voie intra-osseuse. Il est incontestable que souvent il a dû se produire des phlegmons orbitaires et des péricystites du sac lacrymal par la voie qu'indiquent ces auteurs. Le pus progressait par les *foramina* des incisives et des canines supérieures, c'est-à-dire par les conduits osseux qui, partant du sommet des alvéoles, logent les vaisseaux et les nerfs dentaires. Quelques-uns de ces *foramina* communiquent avec les canalicules qui s'ouvrent en avant du sac lacrymal, sur la branche montante du maxillaire supérieur, d'autres avec le canal dentaire antérieur qui parcourt la paroi du sinus et vient s'ouvrir dans le conduit sous-orbitaire, creusé dans la paroi inférieure de l'orbite. Le canal sous-orbitaire débouchant dans la fente sphéno-maxillaire, on voit, dit M. Parinaud, que l'infection dentaire peut arriver par voie intra-osseuse jusqu'au sommet de l'orbite.

C'est ainsi que s'expliquent, suivant cet auteur, les suppurations de la paupière inférieure avec nécrose du rebord orbitaire, d'origine dentaire, chez les enfants de 3 à 7 ans, dont le sinus maxillaire est rudimentaire, et se trouve presque totalement occupé par les cavités alvéolaires de la première et de la seconde dentition. Cependant, quoique très exceptionnellement, l'empyème de l'antre d'Highmore peut s'observer chez des enfants, et s'accompagner de complications oculaires, comme dans le cas indiqué par Douglas (1) chez un enfant de trois semaines, avec exophtalmie de l'œil droit et tuméfaction de la joue du

(1) DOUGLAS. Empyema of the antrum in a child three weeks old. *Brit. med. Journ.*, 5 fév. 1898.

même côté ; la pression de la joue droite faisait sortir du pus par la narine correspondante. Le sinus fut ouvert par le palais, lavé, drainé, et on obtint une rapide guérison. Roure (1) rapporte un cas analogue au précédent. Enfin, Arcy Power (2) a publié une observation de suppuration du sinus maxillaire compliquée de phlegmon orbitaire chez un nouveau-né. Il ajoute à son cas quatre autres observations qu'il a pu recueillir dans la littérature médicale.

Personne ne doute aujourd'hui, que la phlegmasie orbitaire ne puisse survenir par propagation directe du pus d'une sinusite du maxillaire supérieur, engendrée elle-même par l'inflammation d'une dent supérieure. Merz (101), Panas (102), Salva (104), Brunschwig (106), Bauby (107), Lapersonne (111), etc., rapportent des cas de phlegmons orbitaires comme manifestations d'empyème de l'antre d'Highmore consécutifs à des lésions dentaires. Beaucoup d'autres auteurs se sont occupés, dans ces dernières années, des sinusites d'une origine différente de l'origine dentaire, et ont contribué à la connaissance de leur symptomatologie, à l'interprétation de leurs complications, à l'éclaircissement de leur pathogénie, ainsi que de beaucoup d'autres points obscurs, il y a peu de temps encore.

L'origine sinusienne des inflammations des organes contenus dans la cavité orbitaire est souvent passée inaperçue : tantôt parce que le malade ne fournissait pas les renseignements capables de mettre le médecin sur la piste de la véritable étiologie, ou parce que le médecin ne prêtait pas une attention suffisante aux renseignements recueillis; tantôt parce que le spécialiste des yeux ignorait les connaissances rhinologiques, otologiques et dentaires indispensables ; finalement, parce que les publications scientifiques n'avaient pas traité cette question avec le développement qu'elle méritait, et appelé suffisamment l'attention sur cette cause. Heureusement, elle

---

(1) Roure (de Valence). *Annal. d'oculistique*, p. 120, 1898.
(2) Arcy Power. *Arch. de laryngologie*, p. 765, 1897.

est aujourd'hui partout citée, et nous sommes sûr que peu de sinusites avec complications oculaires échapperont désormais à l'exacte investigation de l'oculiste.

La propagation de la sinusite aux tissus de l'orbite se fait le plus souvent par ostéo-périostite. L'inflammation de la muqueuse qui tapisse le sinus, se propage au plancher de l'orbite par l'intermédiaire des canalicules de Havers et arrive au périoste orbitaire. La lamelle osseuse qui sépare les deux cavités est très mince et présente des lacunes qui permettent à l'inflammation de passer directement et facilement du sinus dans l'orbite. Quoique, en réalité, la propagation ait presque toujours lieu par ostéite du plancher, on a cité quelques cas où l'autopsie n'a révélé aucune lésion osseuse de la cloison qui sépare le sinus maxillaire de l'orbite. Ces cas peuvent s'expliquer, si nous rappelons que fréquemment la sinusite de l'antre d'Highmore se complique de sinusite sphénoïdale et quelquefois d'inflammation des cellules ethmoïdales. Suivant les rhinologistes, les polysinusites sont très fréquentes. De Lapersonne (111) recommande, dans tous ces cas, d'examiner les sinus sphénoïdaux, car très souvent on y trouve la source de l'infection, et par suite l'explication d'un grand nombre de complications du côté des organes profonds de l'orbite, — complications qu'on rapportait jadis à une action réflexe.

On pourrait aussi, quoique très exceptionnellement, invoquer la voie veineuse, dans l'infection de l'orbite consécutive à la sinusite maxillaire (Ziem) (1). Quant à la voie lymphatique (Pagenstecher) (2), nous nous limiterons à dire qu'aucun fait clinique, bien vérifié, n'a démontré jusqu'aujourd'hui la possibilité d'une telle pathogénie.

Quand la sinusite maxillaire infecte l'orbite par voie veineuse, le processus a lieu par phlébite, au moyen des communications anastomotiques du système veineux qui relient le

---

(1) Ziem. *Berliner klin. Wochensch.*, 1888.
(2) Pagenstecher. *Archiv für Augenheilk.*, n° 87, 1883.

sinus maxillaire à l'orbite, et qui sont : en avant les faciales, en dedans les ethmoïdales, en arrière l'ophtalmo-faciale.

Les complications orbitaires consécutives à la sinusite maxillaire d'origine dentaire, ou d'une autre origine, peuvent être : l'ostéo-périostite, le phlegmon et la phlébite ou thrombo-phlébite. L'ostéo-périostite peut se limiter au voisinage du rebord orbitaire, ou s'étendre jusqu'au trou optique. Elle peut, dans ce dernier cas, occasionner de la vaginalite, de la névrite et de l'atrophie papillaire par compression du nerf optique. Elle peut intéresser aussi d'autres nerfs et provoquer des paralysies ou des contractures des muscles de l'œil. Le phlegmon produit souvent des altérations de la vision par névrite rétrobulbaire et par thrombose des veines rétiniennes. Enfin, nous dirons, comme dernière complication de la sinusite dentaire, que les lésions peuvent dépasser la sphère oculaire. Le professeur Panas (102) rapporte l'observation d'un malade chez qui une carie dentaire produisit un empyène du sinus maxillaire, suivi d'ostéo-périostite orbitaire par ouverture du sinus dans l'orbite. Il se fit, plus tard, une perforation de la voûte orbitaire, au niveau de la petite aile du sphénoïde, et consécutivement un abcès du lobe frontal et une atrophie du nerf optique. Les lésions découvertes par l'autopsie, depuis le globe oculaire jusqu'aux tubercules quadrijumeaux, permirent d'expliquer les symptômes successivement observés : amaurose, paralysie des nerfs moteurs de l'œil et du trijumeau.

Bauby (107) cite un cas d'empyème par carie dentaire, semblable à celui de Panas.

Voici la description d'un cas appartenant à la catégorie que nous étudions, digne d'être mentionné tant pour les circonstances étiologiques, que pour les lésions qui se manifestèrent dans le cours de la maladie :

Observation. — M. G. M..., âgé de 40 ans, avocat. Comme unique antécédent pathologique, de temps à autre des accès fébriles intermittents. Le 14 février 1885, le malade ressentit un frisson prolongé suivi de perturbations gastro-intestinales. Le jour suivant, et à la même heure, nouveau frisson avec névralgies sciatiques intenses. Le malade usa de la quinine à hautes doses, dans la croyance qu'il s'agissait de son ancienne maladie, la fièvre intermittente. Mais les symptômes augmentèrent d'intensité, et deux jours après le début du mal, il nota une tuméfaction de la joue gauche et, conjointement, une certaine incommodité dans l'œil, du même côté. Alarmé par les symptômes insolites qu'il ressentait alors pour la première fois, le malade résolut d'appeler son médecin le 25 du même mois. Mais l'ensemble des phénomènes ne répondait pas au tableau symptomatologique d'une fièvre intermittente, et en vue des accidents locaux, j'eus occasion d'être appelé en consultation le 27, soit 13 jours après le début de la maladie.

L'état du malade était le suivant : le globe oculaire gauche sortait presque totalement de l'orbite, et directement en avant ; la fente palpébrale était continuellement ouverte par suite de la pression qu'excerçait le globe sur les paupières ; immense chémosis séreux, où s'enfonçaient profondément les bords ciliaires des paupières, comprimant la conjonctive bulbaire et contribuant à accroître la gêne de la circulation en retour, déjà diminuée par le processus rétro-bulbaire ; abondant larmoiement. La cornée cachait sa circonférence sous le chémosis ; elle avait perdu son brillant naturel par le dépôt à sa surface de mucosités desséchées au contact de l'air. La peau des paupières était très tendue et luisante, très tuméfiée par l'œdème qui se continuait sur les zones voisines, sur les régions frontale et temporale où il se perdait graduellement, sur les régions malaire et massétérine où il présentait un développement considérable. En ce dernier point, la peau présentait une coloration rougeâtre et gardait temporairement l'empreinte du doigt. A la palpation il était impossible de percevoir de la fluctuation. La consistance des tissus était peu élastique et simulait un état pâteux qui paraissait occasionné par l'œdème seulement. La sérosité épanchée dans le tissu cellulaire sous-cutané dissimulait la présence du pus, qui, comme nous le verrons plus loin, se trouvait collecté sous le masséter.

Entre les arcades dentaires, que par les plus grands efforts on arrivait à peine à séparer, et les joues, nous introduisîmes un doigt et le portâmes jusqu'au contact de la branche montante du maxillaire inférieur gauche. Dans tout ce trajet nous ne perçûmes aucune altération. Aux deux mâchoires manquaient diverses molaires. Il n'existait pas de carie dentaire. La canine supérieure gauche était mobile, non douloureuse et la gencive ne présentait pas de modification notable.

La vision de l'œil gauche était complètement abolie. Douleurs dans la région orbitaire, irradiations aux parties voisines, surtout à la région pariétale gauche où elles étaient continues et lancinantes.

État général abattu, température de 40°, frissons, insomnie, anorexie, soif.

De cet ensemble de symptômes nous déduisîmes qu'il s'agissait d'une inflammation du tissu cellulaire rétro-oculaire, avec phénomènes œdémateux inusités et très étendus, en concomitance avec un accès de fièvre paludique.

En conséquence, nous fîmes une ponction; après avoir traversé la paupière supérieure, nous portâmes le bistouri jusqu'au fond de l'orbite par l'espace compris entre les droits supérieur et externe. Cette opération avait pour objet de donner une franche issue au pus que nous supposions collecté dans le tissu cellulaire de l'orbite. Mais, contre nos espérances, il ne sortit pas de pus. — Le processus purulent, en évolution, se trouvait emprisonné dans les mailles du tissu cellulaire; l'abcès n'était pas encore formé. Il y eut émission d'une certaine quantité de sang, très utile dans la circonstance pour dégorger les tissus enflammés. Nous introduisîmes un drain par le trajet de la ponction, et sur le chémosis conjonctival nous pratiquâmes une syndectomie. A l'intérieur nous prescrivîmes un purgatif drastique, — de la teinture de jalap composée.

Le soir, les symptômes locaux étaient restés les mêmes que ceux du matin; dans la journée le malade eut un frisson et le thermomètre marqua 39°,5 dans l'aisselle. La tuméfaction de la paupière supérieure avait changé; elle était devenue plus proéminente au côté nasal. En raison de ce fait, et bien que nous fussions sûr d'avoir pénétré jusqu'au fond de l'orbite sans que notre incision donnât issue à du pus, nous résolûmes de faire une nouvelle ponction au côté interne. Il en sortit un peu de sérosité sanguinolente et moins de sang que le matin. Nous mîmes un tube de drainage. A l'intérieur, salicylate de soude.

Le quatrième jour après les ponctions, le pus commença à sortir par les tubes. Journellement on fit des injections avec une solution d'acide borique. Les douleurs névralgiques avaient diminué quelque peu d'intensité; on dut cependant employer la morphine en injections hypodermiques pour modérer l'état de surexcitation que causaient les douleurs, pendant les dix ou douze premiers jours. La température générale, pendant les cinq jours qui suivirent les ponctions, oscilla entre 37° le matin et 38° le soir. Depuis le 6 mars, le thermomètre marqua régulièrement 37° le matin et 37°,5 le soir. Les frissons avaient disparu.

Au milieu de mars, la suppuration ayant cessé, les tubes de caoutchouc furent enlevés. L'œdème des paupières et des régions voisines, à l'exception de la tuméfaction de la région massétérine, avait totalement disparu. L'œil avait repris sa situation normale, et presque récupéré son acuité visuelle antérieure. Mais il se trouvait dans l'impossibilité d'exécuter le moindre mouvement d'excursion, et il existait en outre un ptosis incomplet. Ces derniers phénomènes, consécutifs au processus phlegmasique et d'ordre mécanique, disparurent lentement, au point que l'œil put finalement jouir de tous ses mouvements.

A la fin du même mois, le malade nous consulta pour savoir s'il pouvait se faire enlever la canine gauche qui l'incommodait. Cette dent, comme nous l'avons dit, était mobile et allongée. Comme il n'y avait aucune contre-indication, nous accédâmes au désir du malade. Le Dr Etchepareborda enleva la canine, et nous communiqua que l'avulsion de la dent avait été suivie de la sortie immédiate d'une petite quantité de pus.

Le lendemain, nous fûmes surpris par des événements inattendus survenus à la pointe du jour. Le malade nota une éminence à la voûte palatine et une grande incommodité dans les fosses nasales. Sous l'influence des efforts qu'elles occasionnaient, la saillie de la muqueuse palatine se rompit, laissant couler un pus fétide, en même temps qu'il en sortait par la narine. En exerçant une pression sur la région massétérine, nous vîmes s'écouler par la bouche et les orifices du nez une certaine quantité de pus séreux très fétide. Immédiatement, nous pratiquâmes une petite incision horizontale, à l'union du tiers inférieur et du tiers moyen de la branche montante du maxillaire inférieur, près de son angle. Il sortit une grande quantité de pus jaunâtre, de même caractère que le précédent. Drainage et injection d'une solution phéniquée pour laver la cavité. — Le liquide de l'injection sortait par les trajets accidentels qui débouchaient à la voûte palatine et à la narine. Un stylet introduit par l'orifice de la ponction révélait que l'os était dénudé, dur, résistant et couvert de rugosités.

A la suite de quelques injections iodo-iodurées, la suppuration cessa, les trajets se fermèrent et finalement l'os se couvrit de bourgeons charnus, saignant au moindre contact du stylet. Le drain fut extrait graduellement. A la fin du mois de mai, la guérison était complète.

Outre ses symptômes, sa marche, ses curieuses complications, et son heureuse terminaison, l'observation que nous venons de décrire présente une rare étiologie.

Parmi les antécédents de notre sujet ne figurent pas de maladies diathésiques, comme le rhumatisme et la syphilis. La seule affection qu'il accuse est une fièvre paludique, avec son caractère intermittent, contractée au Paraguay en 1866, pendant la guerre que nous soutînmes contre cette république. Depuis lors, tous les ans, et spécialement en automne, la fièvre intermittente le tourmente pendant trois ou quatre jours, et disparaît sous l'action du sulfate de quinine.

Il n'avait jamais eu de maladies des yeux ; les seules altérations qu'il présentait étaient une légère hypermétropie et une cécité congénitale pour le vert (daltonisme).

Il a souffert de quelques dents cariées qui ont été extraites. Il n'existait, dans le cours de la maladie décrite, ni dent cariée, ni dent obturée.

Tels étaient les seuls antécédents fournis par le malade et recueillis par l'examen direct.

Les symptômes, la marche, les complications nous induisent à penser, presque avec certitude, que la maladie commença au niveau de la canine supérieure gauche, sous la forme d'une périostite alvéolo-dentaire. La canine était allongée, mobile, la gencive enflée. Il n'existait pas de douleur spontanée, mais son absence, quoique rare, s'observe quelquefois. Tous les médecins qui ont eu l'occasion de voir de nombreux cas de périostite alvéolaire sont convaincus que cette inflammation peut présenter un tableau symptomatique très variable; qu'elle peut se révéler par les manifestations les plus bruyantes, ou affecter une marche tellement latente, qu'elle passe presque inaperçue.

La périostite alvéolo-dentaire est généralement une complication de la carie dentaire. Dans notre observation la canine était saine, mais cela ne veut rien dire, car la périostite n'implique pas fatalement l'existence d'une carie. Elle peut survenir sans qu'il y ait la moindre altération dentaire ; par exemple, se présenter sous l'influence d'une cause générale, quelquefois difficile à déterminer. Dans ces cas, on la nomme *périostite spontanée*, pour la distinguer des périostites ordinaires consécutives à la carie ou au traumatisme.

La périostite spontanée peut survenir dans le cours de certaines affections aiguës, la bronchite, l'angine et particulièrement le coryza. Quant aux diathèses, telles que la scrofule et la syphilis, elles ne paraissent pas jouer, par elles-mêmes, un rôle actif dans l'étiologie des périostites alvéolo-dentaires. Il y a une diathèse, dont l'influence principale se manifeste sur le système fibreux : c'est le rhumatisme. Quand elle existe, cette maladie explique le plus grand nombre des périostites alvéolaires spontanées. Mais, chez notre malade, nous avons dit qu'il n'y avait pas d'antécédents de cette nature. L'unique cause que l'on pourrait invoquer, serait le paludisme. — A l'appui d'une telle étiologie nous citerons le passage suivant du Dr Pietkiewicz (1) : « Un fait des plus évidents est venu dernièrement éveiller « notre attention sur l'influence de la malaria dans le développe- « ment de la périostite alvéolo-dentaire. Une de nos clientes qui a « habité longtemps les bords du Rhône, dans un endroit marécageux, « et qui demeure actuellement à Asnières, dans une maison quelque

(1) PIETKIEWICZ. *De la périostite alvéolo-dentaire*, p. 70, Paris, 1874.

« fois envahie par les eaux, fut atteinte, à la suite des dernières inon-
« dations de la Seine, d'accès périodiques de périostite. Ces accès
« commençaient tous les jours vers les quatre heures de l'après-midi
« et se prolongeaient durant les premières heures de la nuit ; ils
« avaient pour siège l'incisive médiane supérieure droite, que nous
« soignâmes il y a quelques mois pour une carie pénétrante, et qui
« depuis ne donna lieu à aucun accident nouveau. Ces accès de
« périostite cédèrent facilement à l'administration de la quinine. »

Mais quoique nous mettions en doute cette problématique étiologie de la périostite, et que nous doutions aussi que la fièvre et les frissons quotidiens que présentait notre malade fussent attribuables au paludisme, il est incontestable, de par la symptomatologie et la marche indiquées, que l'affection a eu son point de départ dans une périostite alvéolaire de la canine supérieure gauche. De là, l'inflammation se propagea au sinus maxillaire correspondant. En général, il est rare que la canine produise cette complication, car sa relation avec le sinus est moins immédiate que celle des petites et des premières grosses molaires supérieures, dont les racines se trouvent à peine séparées de la muqueuse du sinus par une très mince lamelle osseuse.

L'empyème de l'antre d'Highmore se développa rapidement, et sans présenter, jusqu'au dernier moment, aucun symptôme qui eût pu le faire suspecter. La sinusite, à son tour, se propagea au plancher orbitaire et infecta le tissu cellulaire de l'orbite.

L'abcès de la région massétérine fut aussi une conséquence de la sinusite. L'invasion a dû s'effectuer par destruction de quelque point de la tubérosité du maxillaire où l'os est extrêmement mince, et l'infection du tissu cellulaire de la fosse zygomatique s'est étendue jusqu'à venir former un abcès sous-périostique sur la branche montante du maxillaire inférieur. Nous sommes sûr que cette dernière complication a été contemporaine et de même origine que le phlegmon orbitaire. Tous deux apparurent conjointement. Nous ne croyons pas que l'inflammation du tissu cellulaire de l'orbite se soit propagée par la fosse zygomatique. Une preuve de son indépendance, serait que la compression exercée sur la tuméfaction de la région massétérine refoulait le pus vers le sinus maxillaire et le faisait sortir abondamment et facilement par la narine.

Quant à l'abcès de la voûte palatine, qui se produisit peu de temps après l'extraction de la canine, il est à présumer que le sinus resta ouvert, et que par l'orifice le pus s'infiltra, avec d'autant plus de facilité que le processus phlegmatique avait décollé le périoste de l'alvéole.

En résumé, telle est la série des complications survenues chez notre malade à la suite d'une périostite alvéolo-dentaire de la canine supérieure gauche : sinusite du maxillaire supérieur ; phlegmon du tissu cellulaire orbitaire ; abcès sous-périostique ou périostite de la branche montante du maxillaire inférieur ; abcès de la voûte palatine.

Observation II. — Outre ce cas, parmi les malades que nous avons eu l'occasion d'assister pour des phlegmons de l'orbite consécutifs à des sinusites de l'antre d'Highmore, nous en avons vu deux chez qui une affection dentaire avait été aussi l'origine de la complication orbitaire. Chez l'un, les lésions survinrent à la suite de l'extraction de la seconde molaire supérieure gauche. L'unique particularité de ce cas fut l'absence du fond de l'alvéole. Un stylet pénétrait sans rencontrer d'obstacle à l'intérieur du sinus maxillaire, et le pus sortait avec facilité par le trou qu'avait laissé l'avulsion de la dent. Rien d'extraordinaire et qui mérite une mention spéciale ne survint chez ce malade.

Observation III. — L'autre cas présenta quelque importance au point de vue du diagnostic. Il s'agissait d'une exophtalmie gauche, avec les symptômes ordinaires du phlegmon orbitaire, chez une femme de 45 ans. Les uniques antécédents que donna la malade, furent : que depuis trois mois elle souffrait d'odontalgie (carie et périostite alvéolaire de la première molaire gauche supérieure), et que depuis un peu plus d'un mois elle éprouvait des douleurs diffuses de la tête, qui s'étaient localisées à la nuque et aux os de la face.

Soupçonnant un empyème du sinus maxillaire correspondant, nous recourûmes à son examen, cherchant la transparence suivant la méthode de Voltoni-Heryng. L'illumination ne donna aucun renseignement positif. L'examen rhinoscopique ne révéla de même aucun symptôme de la lésion que nous suspections.

Le lendemain de ces examens, nous pratiquâmes une incision, pénétrant par la conjonctive entre le globe oculaire et le plancher de l'orbite. Il en sortit une bonne quantité de pus. L'introduction d'un stylet révéla l'existence d'une grande ouverture de communication avec l'antre d'Highmore. En conséquence, on enleva immédiatement la dent malade et on perfora l'alvéole. Moyennant une courbure convenable donnée au stylet, celui-ci fut passé par le trou nécrosé du plancher orbitaire et par l'orifice pratiqué à l'alvéole, puis on glissa dessus un drain par lequel fut faite une profonde irrigation.

On laissa le tube jusqu'à ce que l'œil revînt à sa situation normale. On tira alors le drain, de manière que son extrémité supérieure restât dans le sinus, et que son extrémité inférieure fût au niveau des dents voisines.

Dans ce cas il survint, au voisinage du limbe externe de la cornée, un ulcère qui laissa à sa suite un petit leucome périphérique.

b) *Infection de voisinage par voie veineuse.* — Le second

mécanisme que nous avons indiqué, pour les complications de nature inflammatoire, est l'invasion microbienne par voie veineuse.

Les inflammations oculaires consécutives à une maladie dentaire du maxillaire inférieur, peuvent s'effectuer au moyen du plexus veineux de la fosse zygomatique. Ce plexus reçoit entre autres anastomoses les veines alvéolo-dentaires inférieures, et communique directement, par le trou oval, avec le sinus caverneux. Ces relations prédisposent à la thrombophébite et nous en expliquent la possibilité, ainsi que l'apparition consécutive d'une exophtalmie par suppuration des veines de l'orbite (phlébite orbitaire récurrente). La phlébite orbitaire peut être aussi primitive, quand la propagation a lieu par le système de la veine faciale. Mais, dans les deux cas, le résultat final est identique, car, difficilement, on rencontrera de cas de thrombose de la veine ophtalmique qui ne donne lieu à l'infection du sinus caverneux, et réciproquement, dans le cas contraire.

La distinction entre la thrombo-phlébite directe et indirecte, paraît, d'après les études anatomo-pathologiques des cas observés par le docteur Mitvalsky (1), pouvoir cliniquement se faire malgré une égale terminaison fatale et une symptomatologie semblable. Suivant cet auteur, dans la thrombo-phlébite orbitaire directe ou centripète, la vision se conserve jusqu'au moment de la mort, tandis que, dans la thrombo-phlébite récurrente, la vision se perd dès l'apparition du chémosis et de l'exophtalmie. Dans le premier cas, la veine centrale de la rétine, de même que ses rameaux rétiniens, sont conservés, et la circulation est libre d'obstacles. Dans le second cas, il y a thrombose de toutes les veines, avec les lésions inflammatoires endo-vasculaires banales. Dès le début de l'affection, la circulation rétinienne devient impossible.

Les inflammations des dents supérieures peuvent aussi pro-

---

(1) MITVALSKY. Quelques remarques sur les thrombo-phlébites orbitaires. *Bull. et mém. de la Soc. franç. d'opht.*, 1895, p. 266.

voquer des phénomènes identiques, car les veines du maxillaire supérieur et de son sinus débouchent en grande partie dans la veine ophtalmo-faciale qui, passant par la fente sphéno-palatine, s'anastomose avec les veines intra-orbitaires, et se termine dans la faciale au-dessous de l'os malaire.

La cause la plus fréquente de la phlébite, consécutive à des affections dentaires, est l'ostéo-périostite alvéolaire. On cite parmi les cas rares de thrombo-phlébite orbitaire, un, produit par un épulis (Landsberg) (69), et un autre dû à l'évolution difficile d'une dent de sagesse (Piéchaud et Sous). Dans ces deux cas il a dû certainement exister une infection, car les lésions dentaires, indiquées par ces auteurs, sont incapables par elle seules de produire la thrombo-phlébite. Ce qui est probable, c'est qu'elles ont préparé mécaniquement le terrain à une infection, qui ne peut, d'autre part, nous surprendre quand il s'agit de la cavité buccale.

Dans le plus grand nombre des cas signalés d'infections dentaires, terminés par la mort, celle-ci à dû se produire par thrombo-phlébite des sinus de la dure-mère.

c) *Intoxication de voisinage par voie veineuse.* — Nous admettons un troisième mode d'inflammation de l'œil, consécutive à des lésions infectieuses des dents : l'intoxication par des substances provenant de micro-organismes.

Le rôle des toxines, dans les processus phlegmasiques, a été l'objet de nombreuses études dans ces dernières années. L'explication pathogénique d'un grand nombre d'états morbides qui se trouvait, il y a peu de temps encore, sur le terrain des hypothèses abstraites, est entrée dans la voie expérimentale, découvrant pour de nombreux processus le secret de leur mécanisme.

Une vérité définitivement acquise, c'est qu'il n'y a pas d'inflammation sans élément phlogogène. Nous savons aussi que, dans presque toutes les inflammations générales, il est difficile de rencontrer les microbes dans le sang ; qu'ils disparaissent par phagocytose ou par action bactéricide des humeurs, et que par conséquent, dans le plus grand nombre des cas, les microbes n'agissent pas directement, mais bien par les toxines qu'ils produisent. Il n'a pas été possible de déterminer la composition chimique des toxines, ce qui constitue une difficulté insoluble pour leur recherche dans l'intérieur de l'œil.

Leber (1), par des procédés chimiques, est arrivé à isoler des cultures de staphylocoques, une substance cristalline, d'une grande action pyogénique, et qu'il a appelée *phlogosine*. L'introduction de cette substance dans la chambre antérieure du lapin, a produit la même réaction phlogogénique, que celle obtenue par les cultures pures. Soloview (2) et Molodorosky (3) ont répété les expériences de Leber, sur des yeux de lapin. Le premier, avec le staphylocoque doré et le streptocoque pyogène, a étudié l'action des toxines relativement à celle des cultures pures ; le second, l'influence comparative d'une culture pure de staphylocoque jaune et de sa toxine, dans différentes opérations sur le globe oculaire. Tous deux arrivent aux mêmes conclusions que Leber, et font noter que, entre les cultures et leurs toxines, existe une différence quantitative. — L'inflammation produite par les microbes vivants est plus intense que celle engendrée par les toxines. Il suffit, pour expliquer cette différence, de rappeler que les microbes sont une source productrice de toxines, et que, par conséquent, tout se réduit à une simple question de doses de substances phlogogènes dans un temps donné.

D'autre part, l'examen clinique laissait pressentir ces faits relatifs à l'action toxinique. — Fuchs, Axenfeld, Leber, démontrèrent que, dans la kératite à hypopyon, le pus accumulé dans la chambre antérieure reste stérile, tant qu'il n'y a pas eu perforation de la cornée. Les toxines sécrétées au niveau de l'ulcération cornéenne, passent par diffusion à travers cette

(1) LEBER. *Die Enstehung der Entzündung un die Wirkung der entzundungerregenden*, etc. Leipzig, 1891 ; W. Engelmann, édit.

(2) SOLOVIEW. Thèse de doct. Saint-Pétersbourg, 1897.

(3) MOLODOROSKY. Thèse de doct. Saint-Pétersbourg, 1897.

membrane, et, arrivées dans la chambre antérieure, agissent sur les vaisseaux de l'iris et des régions voisines de l'angle irido-cornéen, en y déterminant une exsudation plus ou moins fibrineuse et une diapédèse de leucocytes.

Les effets des toxines varient suivant leur virulence et les conditions du terrain. Entre autres propriétés, elles produisent des processus de diapédèse, d'exsudation, de transsudation, de karyokinèse, de prolifération cellulaire. Les toxines peuvent provoquer l'augmentation des sécrétions par leur action sur les vaso-moteurs, et sur l'épithélium, qu'elles irritent, comme le ferait un corps étranger en contact direct avec lui.

Les phénomènes inflammatoires sont d'ordre physiologique et chimique, et sont engendrés par l'action d'une substance phlogogène. Mais, il n'est pas indispensable que cet agent toxique soit d'origine septique. — Leber a démontré expérimentalement l'action phlogogène de plusieurs substances chimiques, organiques et inorganiques, provoquant dans l'œil divers processus inflammatoires, jusqu'à la suppuration complètement aseptique. La clinique contribue aussi à démontrer que l'action phlogogène peut se manifester hors les microbes et leurs produits. Il en est ainsi dans les inflammations qui proviennent de la présence de corps métalliques, surtout de cuivre et de plomb, qui, dans beaucoup de circonstances, ont pu pénétrer dans l'œil aseptiquement. A cette catégorie nous pouvons rattacher deux cas d'iritis assez curieux, cités : l'un par Weiss et dû à des poils de chenille ; l'autre par Hilbert (1) et relatif à une femme qui laissa tomber sur sa cornée une goutte de suc d'une euphorbiacée (lithymatus cyparissias), pendant qu'elle s'en servait contre une verrue de la paupière. Dans ce dernier cas, l'iritis s'accompagna de précipités sur la membrane de Descemet, et d'un léger hypopyon. L'iritis produite dans ces deux circonstances nous paraît de facile explication : l'irrita-

(1) HILBERT. Zur kenntniss der Iritis toxica. *Centr. f. p. Augenh.*, fév. 1897, p. 53.

tion locale de la cornée, si riche en éléments nerveux, avait provoqué un réflexe sur les vaso-dilatateurs et favorisé ainsi la diapédèse sous l'action de substances toxiques issues des corps mentionnés — substances qui, par diffusion, ont pénétré dans la chambre antérieure. Peut-être sont-elles intervenues aussi, par chimiotaxie, dans le processus phlegmasique.

On a beaucoup discuté, pour et contre, la possibilité des inflammations locales sous l'unique action des toxines. Les principes généraux que nous venons d'indiquer, de même que les expériences et l'observation de certains faits cliniques, démontrent que les toxines peuvent engendrer des inflammations locales.

Mais, il paraît que ce ne sont pas seulement les toxines issues d'un point voisin de l'œil qui peuvent produire des inflammations de l'organe de la vision, mais aussi celles qui ont leur source dans les infections générales.

Dans ces dernières, Roth (1) distingue deux classes de lésions oculaires : une due à des embolies bactériennes, et que tout le monde accepte ; une autre forme, qu'il qualifie de bénigne, due à l'action des toxines, qui ayant provoqué l'empoisonnement général, sont arrivées à l'œil au moyen de la circulation. A cette forme appartient la complication qu'il a décrite sous le nom de rétinite septique chimique.

Herrnheisser, de Prague (2), par l'examen de trois bulbes appartenant à deux sujets qui, pendant la vie, présentèrent les symptômes décrits par Roth, de rétinite septique, a démontré l'absence de tout élément microbien à l'intérieur de l'œil. Cet auteur met la rétinite septique chimique de Roth au rang des altérations rétiniennes qui s'observent dans quelques maladies générales, et dont la cause est attribuable à une altération chimique du sang, à une perturbation dans la nutrition des

---

(1) Roth. *Virch. Arch.*, X, p. 175.

(2) Herrnheisser. Beitræge zur Kenntniss der metastatischen Entzündungen in Auge und der Retinitis septica (Roth). *Klin. Monatsbl.*, 1892, p. 393-416.

tissus. Axenfeld et Goh (1) pensent également, qu'une telle rétinite correspond par ses altérations ophtalmoscopiques à celles qu'on rencontre d'ordinaire dans l'anémie, le diabète, etc.; et doutent que les toxines septiques, circulant dans le sang, puissent déterminer des inflammations locales.

Trousseau (2), Gasparini (3), Dolganow (4), Gayet et Dor, ont étudié cette question, les uns cliniquement, les autres dans le laboratoire. Tous confirment l'absence de micro-organismes dans l'œil, et concluent que les altérations oculaires sont engendrées par des agents septiques annexés à la masse sanguine, ou par des altérations chimiques du sang.

Lagrange (5) cite l'observation d'une chorio-rétinite exsudative avec dégénérescence muqueuse. On crut à un gliôme, et l'œil fut énucléé. De l'examen histologique, résulta le diagnostic de chorio-rétinite, et l'examen bactériologique démontra l'absence dans l'œil de tout élément microbien. Lagrange dit que l'affection observée par lui est l'analogue de celle que Roth a appelée rétinite septique, ou rétinite par action d'un agent chimique, et pense que la véritable cause est inconnue. Cependant, il croit, que dans l'état actuel de la science, nous devons conserver le mot introduit par Roth, jusqu'à ce que nous soyons mieux informés sur la véritable cause de la rétinite septique.

A ces inflammations sans microbes, nous pourrions joindre les inflammations sympathiques. Ayres, Ohlemann, Alt, Randolph, Haab, Satler, Schirmer, Uhthoff, etc., désirant contrôler la théorie migratrice de Deutschmann, n'ont rencontré aucun microbe dans les yeux affectés d'ophtalmie sympathique.

Nous savons qu'il est quelquefois difficile, ou même impos-

---

(1) AXENFELD et GOH. *Soc. opht. de Heidelberg*, 1896.

(2) TROUSSEAU. *Annales d'oculist.*, 1894, p. 109.

(3) GASPARINI. *Annal di Ottalmologia*, 1895, p. 343.

(4) DOLGANOW. *Wratch*, 1897, nos 44-45.

(5) LAGRANGE. Contribution à l'étude des ophtalmies métastatiques d'origine non microbienne. *Arch. d'opht.*, 1897, p. 94.

sible, de rencontrer les microbes. La clinique et l'observation expérimentale nous enseignent que souvent après un temps quelquefois court, certains micro-organismes peuvent disparaître des lésions qu'ils ont provoquées. Mais, ces faits n'autorisent pas à penser, comme le prétendent quelques auteurs, que si nous ne rencontrons pas des microbes, tant dans l'affection de Roth que dans l'ophtalmie sympathique, c'est parce que, au moment où nous les cherchons, ils ont déjà disparu.

Inflammation septique, — inflammation chimique, — peu importe. Ce qui est certain, c'est qu'il a pénétré dans l'œil une substance toxique; et si l'inflammation survient dans le cours d'une maladie infectieuse locale ou générale, on peut admettre que cette substance est sa cause directe; et si l'inflammation oculaire est produite par un agent chimique, par exemple, chez le lapin par l'action du menthol ou de la naphtaline, il sera logique de supposer que ces produits chimiques ont déterminé, par action directe, les lésions ophtalmoscopiques qui existent.

C'est avec intention que nous avons rappelé les citations et réflexions qui précèdent. Elles éclairent notre façon de comprendre la pathogénie de certaines lésions oculaires d'origine dentaire, qui n'ont pas été jusqu'aujourd'hui l'objet d'un travail soutenu, ou qui, pour le moins, n'ont pas reçu une explication mettant en harmonie les faits cliniques et le résultat négatif des analyses bactériologiques.

Pour les raisons générales citées plus haut, et pour celles que nous aurons encore l'occasion d'indiquer, nous croyons que les toxines, par elles seules peuvent agir directement sur l'œil en provoquant des phénomènes inflammatoires sur les membranes internes, principalement sur l'iris et la choroïde.

Après avoir considéré les toxines septiques comme agents phlogogènes, cherchons la voie qui met en communication foyer infectieux, c'est-à-dire la dent malade, avec l'œil, siège de l'inflammation secondaire.

Comme pour toute inflammation, celle qui se produit sur les membranes internes de l'œil réclame un terrain préparé. Le processus inflammatoire dentaire, agissant sur les filets terminaux du trijumeau, provoquera une perturbation dans la circulation intra-oculaire. Adamink et Hippel ont démontré que l'irritation du trijumeau maxillaire dilate par voie réflexe les vaisseaux du globe oculaire, principalement ceux des procès ciliaires. La perturbation de l'innervation, avec les phénomènes vaso-moteurs, préparent le terrain pour le facile développement des processus inflammatoires.

La vaso-dilatation est insuffisante, par elle seule, à produire des altérations de nature phlegmasique; le petit nombre de leucocytes qui traversent les vaisseaux paralysés le font passivement, comme une conséquence de l'œdème des parois. Jamais, dit Bizzozzero (1), la dilatation vasculaire, pour aussi prolongée qu'elle soit, ne peut donner lieu à l'inflammation. Il a seulement vérifié la possibilité de processus hyperplasiques.

Maintenant que nous avons le foyer infectieux avec ses produits septiques, et le terrain prêt à germer sous l'action d'un excitant phlogogène, quelle est la voie qui conduit la toxine de la dent à l'œil?

Nous touchons ici au point le plus obscur de notre hypothèse. Le mécanisme que nous proposons, admet pour base que la propagation du processus morbide de la dent vers l'œil s'effectue par une intoxication de voisinage, et non par une auto-intoxication qui serait occasionnée par la diffusion de toxines dans la masse totale du sang. Les toxines seraient recueillies par les veines dentaires, ou par d'autres veines, suivant les points affectés: abcès périostiques, sinusites, ou autres complications qu'aurait engendrées la lésion inflammatoire de la dent. Le sang intoxiqué arriverait au système veineux ophtalmique par les anastomoses que ce dernier présente avec les régions malades. En ce point le sang, dans

---

(1) Bizzozzero. *Congrès international de Rome*, 1894.

certaines conditions, pourrait affecter une marche rétrograde, contrarier la circulation normale de l'ophtalmique, et permettre de cette manière la pénétration de toxines à l'intérieur de l'œil et consécutivement, le développement de phénomènes phlegmasiques.

La circulation veineuse de l'orbite se fait par deux veines constamment anastomosées entre elles. Toutes deux se dirigent vers le sinus caverneux, et se réunissent presque toujours en un tronc commun. Ces veines sont l'ophtalmique supérieure et l'ophtalmique inférieure. La première est la plus importante.

Elle est flexueuse, et se dirige obliquement depuis l'angle supéro-interne du rebord orbitaire jusqu'à la fente sphénoïdale, en arrière et en dehors. Elle est habituellement pourvue d'un canal collatéral, elle tire son origine, par une anastomose à plein canal, de l'angulaire de la face, rarement de la frontale ou de la supra-orbitaire. En outre, presque toujours, existe une autre racine grêle qui s'unit à elle près de son origine. La seconde suit la même direction, sur le planchèr de l'orbite.

Elle naît d'un réseau formé par deux ou trois ramuscules de la faciale et par de nombreuses veinules musculaires.

Le calibre de la veine ophtalmique supérieure est considérable, relativement à l'appareil de la vision, et augmente brusquement au niveau de chaque affluent, de manière que ses plus grandes dimensions se trouvent en arrière. Le tronc formé par la réunion des deux veines ophtalmiques, à sa sortie de la fente sphénoïdale, est rétréci par la dure-mère, de sorte que son calibre est assez réduit au moment où il pénètre dans le sinus.

Le système veineux ophtalmique présente de nombreuses et amples communications avec les veines des régions voisines.

Il est incontestable que le sang circule normalement vers le sinus caverneux, dans la direction qu'indique l'angle aigu des affluents. Mais, les franches communications avec la faciale principalement, de même que l'étroitesse du tronc au niveau de sa pénétration dans le sinus, peuvent, dans des circonstances déterminées, par exemple dans les grands efforts musculaires, troubler la direction du courant sanguin de l'ophtalmique, au point de la faire circuler inversement, c'est-à-dire vers la faciale. Forcément, nous pensons aussi, que les muscles moteurs de l'œil agissent sur le sang, pour le chasser, par la compression indirecte qu'ils exercent sur lui, répartissant sa fuite d'une manière équitable et proportionnelle par les diverses voies mentionnées.

Il est certain que la disposition anastomotique que nous venons d'indiquer répond à une fonction physiologique. En effet, deux cavités, l'œil et le crâne, sont liées par la circulation, à tel point, que les phénomènes d'anémie et de congestion cérébrale ont leur reflet dans la papille. Le libre exercice fonctionnel réclame une valvule de sûreté. S'il n'existait une circulation de dérivation, le sang pourrait, dans quelques occasions, éprouver de la difficulté à sortir librement de l'œil. De même, s'il devait nécessairement et fatalement passer dans la cavité crânienne, il pourrait à un moment exercer des pressions perturbatrices pour les délicates fonctions cérébrales.

Il résulte de ces considérations anatomo-physiologiques, que le système veineux de l'ophtalmique jouit de cette étrange prérogative que son contenu sanguin peut circuler tantôt vers le sinus, tantôt vers la faciale, ou vers d'autres voies proportionnées par les grosses anastomoses. L'absence de valvules dans les veines ophtalmiques favorise la facile réalisation de ce phénomène.

Ces conditions expliquent le transport et la diffusion des toxines arrivées au sang qui circule dans les veines ophtalmiques, rendent possible leur invasion à l'intérieur de l'œil, et cela d'autant plus facilement que les phénomènes de vaso-dilatation sont plus prononcés et que, par conséquent, la pression est moindre.

Nous savons que la tension intra-veineuse diminue à mesure que le sang approche du cœur ; que pour les veines qui débouchent dans d'autres veines, l'écoulement de leur contenu s'effectue grâce à la différence de tension. Si la pression dans la veine ophtalmique était supérieure à celle des petites veines qui en sont tributaires, il se produirait un courant inverse, c'est-à-dire que le sang contenu dans la veine ophtalmique refoulerait la colonne sanguine de ces veinules, pénétrerait en elles, et par suite contrarierait le courant. Normalement, les petites veines qui se déversent dans l'ophtalmique jouissent d'une tension supérieure. Il en résulte qu'une partie du sang circule en sens centripète, tandis qu'une autre partie lutte contre le courant de la veine ophtalmique, le surmonte et parcourt un certain trajet rétrograde jusqu'à ce que s'établisse l'équilibre entre ces deux forces inégales. Il est facile de démontrer physiquement ce phénomène : Si nous prenons deux vases, contenant l'un une solution de perchlorure de fer, et l'autre une solution de ferrocyanure de potassium, que nous munissions leurs fonds de longs tubes de caoutchouc, se terminant aux branches supérieures d'un tube de verre en forme d'Y, de façon que les deux solutions se mélangent et sortent unies par la branche inférieure, nous observerons que si les deux vases sont maintenus à la même hauteur le précipité bleu se manifestera à l'angle d'union des branches du tube de verre, au moment où se joignent les deux veines liquides, et que la couleur ne montera pas d'un côté plus que de l'autre. Mais, si nous élevons l'un des vases, la tension se modifiera, et il se produira un courant rétrograde vers le vase inférieur. La coloration bleue montera plus ou moins, suivant la différence de niveau des vases, c'est-à-dire proportionnellement à la tension des liquides en circulation.

Nous avons effectué ces expériences pour nous mettre à l'abri du reproche d'avoir voulu contrarier les lois physiques. Il ne nous échappe pas que les expériences indiquées sont distantes du dispositif anatomo-physiologique, et que beaucoup d'autres éléments, outre la différence de tension, influent sur la circulation sanguine. Mais ces preuves satisfont les exigences de l'esprit scientifique, dans l'énoncé d'une nouvelle hypothèse.

D'autre part, beaucoup de phénomènes biologiques paraissent en contradiction avec les lois physiques. Pour n'en citer qu'un exemple qui présente quelque similitude avec notre hypothèse, nous dirons que les courants lymphatiques rétrogrades ont été démontrés par Recklinghausen. Waldeyer a cité quelques cas d'infection cancéreuse rétrograde du péritoine et du mésentère dans le cancer stomacal.

En résumé, le transport rétrograde et la facile diffusion des toxines jusqu'à l'intérieur de l'œil, s'expliquent :

1° par la disposition anatomique du système veineux ophtalmique avec ses grandes anastomoses réparties sur son trajet, depuis son origine ;

2° par la différence de tension entre les veines affluentes et le tronc ophtalmique ;

3° par l'abaissement de la tension dans les membranes vasculaires de l'œil, par suite d'un réflexe sur les vaso-dilatateurs.

Une revue à travers les faits cliniques éclairera la discussion de notre hypothèse. J'ai essayé de recueillir toutes les observations qui s'y rattachent et qu'il m'a été possible de rencontrer dans la littérature que j'avais à ma disposition. Les observations publiées sur les inflammations des membranes internes de l'œil, et attribuées à des affections dentaires, sont récentes et rares. Mais une pathogénie identique est applicable à d'égales altérations oculaires engendrées par les maladies du nez et des sinus. Les publications relatives à ces derniers faits, quoique ne datant pas d'une époque beaucoup plus lointaine, sont cependant plus nombreuses.

Les observations d'iritis, de choroïdite et de névrite optique, consécutives à des affections du nez et des sinus maxillaires, que nous sommes arrivé à recueillir sont les suivantes :

Ziem (1) fut le premier à appeler l'attention sur ce genre de complications, en faisant connaître un cas d'iritis qui avait résisté à tous les traitements ordinaires, pour céder à l'é-

---

(1) Ziem. Iritis bei Eiterung der Nase und iher Nebenhölen. *Central. f. Augenh.*, p. 358.

vacuation d'une grande quantité de pus par la narine. En 1889, il observa une iritis récidivante par empyème du sinus maxillaire. Plus tard (1), le même auteur rapporte avoir vu, en 1892, un malade, semblable au premier, atteint d'iritis double, et qu'il guérit, après lui avoir retiré une grande quantité de muco-pus des fosses nasales, et lui avoir enlevé un éperon de la cloison.

Fromaget (2) indique, dans une observation, l'iritis comme la conséquence d'un empyème de l'antre d'Highmore.

Berger (3) a fait connaitre un cas d'iritis due à une rhinite purulente chronique.

Fage (4) a publié ses premières observations en 1895, sur deux cas : l'un d'iritis double chez un ozéneux, l'autre d'iritis consécutive à l'hypertrophie des cornets inférieurs avec catarrhe naso-pharyngé abondant. Dans sa dernière publication (5), il rapporte un autre cas d'iritis ozéneuse.

Posey (6), en 1897, a observé une irido-choroïdite bilatérale, à la suite d'une inflammation du nez et des sinus maxillaires.

Randall (7) a vu divers cas de névrite optique consécutifs à des maladies nasales. Sulzer (8) en rapporte également deux observations.

En résumé, aux affections nasales correspondent huit iritis et deux névrites optiques; aux affections nasales compliquées de sinusite du maxillaire, deux irido-choroïdites ; au sinus maxillaire, deux iritis. Cela fait quatorze complications publiées ; en outre, quelques auteurs font savoir, mais sans donner de

---

(1) ZIEM. *Ann. des maladies de l'oreille*, 1893.

(2) FROMAGET. *Soc. d'opht. et laryngologie de Bordeaux*, 21 nov. 1893.

(3) BERGER, in thèse de TAQUET. *Les voies lacrymales comme causes de l'origine nasale des affections oculaires.* Paris, 1894, obs. IV, p. 65.

(4) FAGE. Iritis d'origine nasale. *Rec. d'opht.*, p. 266, 1895.

(5) FAGE. L'iritis des ozéneux. *Rec. d'opht.*, p. 327, 1898.

(6) POSEY. *Soc. d'opht. de Philadelp.*, 16 nov. 1897.

(7) RANDALL. *Soc. d'opht. de Philadelp.*, 16 nov. 1897.

(8) SULZER. De la névrite optique consécutive à l'ozène. *Soc. d'opht. de Paris*, séance 8 janv. 1895.

détails, qu'ils ont observé des iritis et des névrites dans diverses maladies du nez et des sinus.

Quant aux affections dentaires qui ont déterminé des complications du même genre, elles ont donné lieu à la publication d'un très petit nombre d'observations. La première appartient, croyons-nous, à Sous (93) (1892).

Observation. — Le malade avait une dent plombée et douloureuse ; la vision s'affecta du côté correspondant à la lésion dentaire. Le plomb fut extrait, et la vision revint complètement au septième jour. On refit le plombage au bout de quelque temps, et les accidents reparurent. On enleva de nouveau le plomb et dans les six jours la vision était normale. L'œil présentait une légère kératite ponctuée, et à l'examen ophtalmoscopique un bouton de choroïdite exsudative situé au-dessous de la papille. La kératite de même que l'exsudat choroïdien disparurent.

Observation. — Pechin (103) (1895) rapporte une iritis séreuse avec kératite ponctuée (irido-choroïdite légère) dans l'œil gauche, et la vision réduite au quart de la normale. — Emmétropie. — Aucun antécédent qui pût expliquer l'affection oculaire, à l'exception de lésions dentaires de la seconde prémolaire et de la première grosse molaire supérieure gauches cariées, anfractueuses, sanieuses. Extraction des deux dents. — Le jour suivant V= 1/3 ; un mois après V= 2/3 ; huit mois plus tard, état stationnaire. La ponctuation cornéenne persista.

Observation. — La 3e observation appartient à Fromaget et Ulry (108) (1897). Choroïdite séreuse de l'œil droit, coïncidant avec une ostéo-périostite alvéolo-dentaire de la canine supérieure droite cariée. Le malade, en dehors de la lésion dentaire, ne présentait aucun antécédent qui pût servir à expliquer les phénomènes oculaires. L'acuité visuelle, réduite au 1/10, revint égale à la normale quatre jours après l'extraction de la canine. Le malade dit que, en 1893 et en 1895, il présenta les mêmes symptômes oculaires en coïncidence avec des fluxions de la même dent.

Il y a quelques années le Dr Pons en rapporta un cas ; chaque fois que le malade se faisait plomber une dent, il présentait des poussées de choroïdite.

Observation. — Nous avons eu l'occasion d'observer le fait suivant, répondant au groupe qui nous occupe : Le 8 mars 1896, nous vîmes, pour la première fois, une jeune fille de 19 ans, de tempérament lymphatique et de constitution pas très forte. Elle présentait dans les deux yeux une iritis suppurée, et l'hypopyon de couleur jaune grisâtre occupait presque la moitié de la chambre antérieure. Il existait à peine des symptômes de réaction inflammatoire ; une légère injection périkératique ; pas de douleur spontanée ni à la pression digitale. L'unique motif qui l'avait obligée à consulter un médecin, était le trouble de la vue. L'œil droit était malade depuis huit jours, et le gauche depuis trois jours.

Je ne trouvai chez la malade aucun antécédent pathologique, local ou général, auquel pouvaient être attribués les symptômes oculaires qu'elle présentait. — L'urine était normale, la menstruation régulière, et il n'y avait aucune altération dans les organes digestifs ou respiratoires. L'unique antécédent que je pus recueillir fut qu'elle souffrait fréquemment de bronchite catarrhale, et que depuis la dernière attaque il s'était écoulé quatre mois.

Dans l'ignorance de la cause, je me limitai à faire un traitement antiseptique, en donnant en premier lieu un purgatif salin et ensuite le salicylate de soude. Topiquement, atropine et fomentations chaudes. Je voulus faire une paracentèse pour évacuer le pus, mais la malade se refusa absolument à toute intervention chirurgicale. Après quelques jours, l'état des yeux se maintenait le même à peu de différence. Je résolus alors de faire pratiquer des frictions mercurielles quotidiennes de quatre grammes. Comme la malade avait diverses dents cariées, je lui conseillai, avant de commencer les frictions, d'avoir recours à un dentiste pour se faire mettre la bouche dans de bonnes conditions hygiéniques, car elle s'exposerait autrement à des inflammations désagréables. Elle se fit nettoyer les dents, et le dentiste continua à soigner celles qui se trouvaient cariées. Trois jours après le début des frictions l'hypopyon était plus petit, et six jours plus tard tous les symptômes avaient disparu, laissant seulement quelques synéchies postérieures.

La rapide terminaison d'un processus si original nous intrigua. Nous ne savions s'il fallait attribuer la guérison aux frictions mercurielles ou au traitement des dents. La solution de ce problème tarda deux ans à arriver. Le 13 juin 1898, la malade revint avec les mêmes phénomènes que la fois précédente, mais au lieu des deux yeux, l'œil gauche seul était atteint. Nous rappelant ses antécédents, nous examinâmes immédiatement la cavité buccale et nous y trouvâmes une carie profonde de la seconde grosse molaire supérieure gauche. Nous fîmes comprendre à la malade que l'unique manière de guérir son affection oculaire, consistait à se faire extraire la dent cariée. Localement, je prescrivis des instillations d'atropine et des fomentations chaudes. On pratiqua l'extraction de la dent malade, et trois jours après l'hypopyon avait totalement disparu.

En consignant ce cas parmi ceux qui sont engendrés par les toxines, nous le faisons sur de simples probabilités, car malheureusement il ne fut pas possible de pratiquer l'examen bactériologique du pus contenu dans la chambre antérieure, à cause de l'opposition que mit la malade à toute espèce d'opération. Mais, l'absence de réaction inflammatoire, de même que la rapide et heureuse terminaison des deux attaques, nous font supposer que l'inflammation avait été produite par un agent chimique phlogogène, par une toxine, et non par une infection microbienne.

Il résulte de ce qui précède que les affections dentaires sont intervenues dans cinq cas publiés de complications inflammatoires sur la membrane uvéenne. A ces observations nous pourrions ajouter les quatre provenant de lésions du sinus maxillaire, déjà mentionnées, car l'origine la plus fréquente de la sinusite maxillaire se trouve dans les lésions inflammatoires des dents supérieures.

Mais, quel que soit le point de départ, dentaire, sinusien ou nasal, nous sommes convaincu que la pathogénie doit être la même. Par conséquent, si nous réunissons toutes les complications, nous obtenons un total de dix-sept inflammations uvéennes et de deux névrites optiques. Cela ne saurait surprendre, que la membrane irido-choroïdienne, de structure éminemment vasculaire, ait été le principal et peut-être l'unique siège des complications que nous étudions. Ce fait établit, avec une raison de plus, la possibilité du mécanisme pathogénique que nous avons décrit.

Quant aux deux névrites consécutives à des affections nasales (ozène), il est probable qu'elles se sont produites par une autre voie. Hermann (96) cite un cas de papilles étranglées et de paralysie de la sixième paire droite, à la suite de l'extraction d'une molaire supérieure. L'auteur se charge de soustraire ce cas du nombre des complications qui nous occupent. Il suppose que ces phénomènes furent dus à une hémorrhagie de la base du crâne déterminée par le traumatisme qu'occasionna l'extraction de la dent.

Nous savons que la névrite optique peut compliquer les sinusites, surtout la sinusite sphénoïdale, et aussi les périostites et les ostéites orbitaires. L'inflammation du nerf ou de ses gaines a toujours été expliquée dans ces cas par la propagation de proche en proche à travers les tissus. Mais, dans les observations signalées par Sulzer, les névrites coïncidaient uniquement avec l'ozène, et ne s'accompagnaient d'aucune autre maladie à laquelle on pût attribuer une telle inflammation. Sulzer incline à croire que la propagation s'effectua, chez ses observés, au moyen d'une voie préexistante : « voie vasculaire ou lymphatique ou une action à distance de toxines, comme nous l'observons pour le bacille de Lœffler dans les paralysies post-diphtéritiques, ou pour le bacille du tétanos ? »

D'abord en tenant compte de la rareté de cette observation, nous pourrions suspecter une simple coexistence, et cela avec d'autant plus de raison, comme l'a fait observer Meyer à propos de ce cas, que la névrite fut passagère, que l'ozène persista comme avant, et que rien ne s'opposait à ce que les deux lésions évoluassent accidentellement chez le même sujet. Dans la même séance, discutant les cas de Sulzer, Vignes et Chevallereau firent noter : le premier, que la cause de ces névrites a pu se trouver dans les cellules sphénoïdales envahies par l'affection ozéneuse; le second, se basant sur les variations que présentait la vision suivant l'état de santé ou de fatigue des malades, suppose qu'il ne s'agissait pas d'une lésion fixe comme la névrite interstitielle, mais de perturbations dans la circulation intra-crânienne.

Quoique la possibilité de la névrite optique ne puisse être exclue de la pathogénie que nous poursuivons, il résulte, pour le moins, en acceptant les raisons exposées, que les deux uniques cas communiqués par Sulzer à la Société d'ophtalmologie de Paris, peuvent être interprétés, avec de plus grandes probabilités, comme provenant d'un mécanisme différent. De sorte qu'après l'élimination de ces deux névrites, il reste dix-sept complications qui, toutes, ont évolué sur la membrane uvéenne.

Iritis, choroïdite, irido-choroïdite, tels sont les accidents oculaires par intoxication de voisinage, sans altérations des tissus intermédiaires à l'œil et au siège de la lésion cause. Ces complications se caractérisent : par l'exsudat de nature séreuse dans presque tous les cas ; par leur développement sur l'œil qui est situé du côté de la dent malade ou lésion cause ; par leur rapide amélioration ou leur facile guérison à la suite de l'extraction de la dent malade et par l'amélioration ou la guérison de l'affection nasale ou maxillaire quand la lésion oculaire en relève.

Les auteurs des observations citées considèrent cette classe de lésions, les uns comme de simples phénomènes réflexes, les autres, comme des infections propagées par les voies sanguines ou lymphatiques. Quelques-uns mentionnent en passant les toxines, mais sans leur attribuer un rôle déterminé.

Les partisans de l'action réflexe s'appuient sur la rapide guérison dès que la cause a disparu, et sur ce que les manifestations oculaires se produisent seulement sur l'œil qui correspond à la dent malade. Nous avons déjà longuement exprimé notre opinion sur l'action et la nature pathologique des réflexes ; nous ajouterons que, dans l'état actuel de nos connaissances, nous ne pouvons pas admettre l'action réflexe comme entité phlogogène.

Quant à la propagation par les voies lymphatiques, nous la considérons comme impossible, car les données anatomiques que nous possédons sur la distribution des vaisseaux lymphatiques dans les membranes intra-oculaires ne permettent aucune espèce de relations avec le système lymphatique dentaire.

L'hypothèse qui réunit le plus grand nombre de suffrages est celle de la propagation microbienne par la voie sanguine. Mais la métastase microbienne ne pouvant se réaliser que par la circulation générale, devrait logiquement donner lieu à des symptômes d'une infection générale. Très grande, d'autre part, devrait être la dose de microbes versée dans le torrent circulatoire, pour que, malgré la lutte phagocytaire, il en résistât une quantité suffisante pour produire des embolies dans les vaisseaux de l'uvée. L'hypothèse métastatique n'explique pas la bénignité des lésions oculaires; au contraire, si elle était certaine, il serait étrange qu'il n'eût encore été publié aucune observation de panophtalmie. Et quant aux déterminations oculaires, elles pourraient se faire indifféremment d'un côté ou de l'autre ou des deux côtés à la fois.

L'idée de toxhémie, suggérée par quelques auteurs, serait conforme à la bénignité des complications oculaires ainsi qu'à leur rapide disparition. Elle expliquerait aussi certaines névrites. Mais, cette hypothèse ne rend pas compte de la localisation de l'inflammation sur l'œil qui est situé du côté de la lésion cause, car, l'auto-intoxication suppose la toxine répartie dans toute la masse sanguine. En outre, la défense exercée par les organes antitoxiniques, de même que par les organes éliminateurs et surtout l'absence de fièvre dans les cas observés, laissent supposer que la dose de toxines absorbées au foyer de la dent malade, est bien insignifiante et que, par conséquent, la substance phlogosique qui a résisté aux actions opposées par l'organisme, devrait arriver si diluée à l'intérieur de l'œil, que difficilement son passage pourrait éveiller des manifestations pathologiques appréciables. Par contre, si les toxines arrivent à l'œil en quantité suffisante pour provoquer des altérations inflammatoires, comme dans les cas cités par Roth, Lagrange, etc., nous aurons alors l'occasion d'observer tout un cortège de symptômes généraux.

Notre hypothèse rend compte à la fois de la rapide guérison et de la localisation de l'affection oculaire du même côté que la dent malade. La relative bénignité et la prompte guérison s'expliquent par ce fait, que les toxines maintiennent en activité le processus tant qu'existe le foyer producteur. Celui-ci supprimé, l'effet devra se maîtriser partiellement ou totalement suivant la promptitude de l'intervention. L'œil malade est situé du même côté que la lésion dentaire, parce que les terminaisons irritées du trijumeau provoquent une vaso-dilatation réflexe qui prépare le terrain. L'iris et la choroïde, troublés dans leur circulation et par conséquent dans leur nutrition, résisteraient faiblement à l'action phlogosique des toxines.

Nous croyons, en terminant ce chapitre, que notre hypothèse n'a rien d'outré, et qu'elle donne une explication satisfaisante des faits cliniques rapportés. Désormais les cas ne seront pas si rares, car ils ne passeront plus inaperçus. D'autres hypothèses naîtront avec les progrès de l'anatomie pathologique, de la bactériologie, de la chimie, des expériences, etc., et démontreront peut-être un autre mécanisme, ou l'existence d'un autre agent phlogogène.

Conclusions.

1° Il existe des relations pathologiques entre le système dentaire et l'appareil de la vision.

S'il est incontestable que les maladies des dents peuvent provoquer des altérations de l'appareil de la vision ; s'il est également vrai que quelques oculistes sont trop persuadés de la fréquence de ces accidents, au point que Fieuzal avait fait installer une clinique dentaire voisine de la sienne, aux Quinze-Vingts, le médecin devra néanmoins s'entourer de la plus grande circonspection dans le diagnostic étiologique avant d'entreprendre ou de conseiller un traitement chirurgical sur la dent supposée cause. Il examinera longuement les régions voisines (sinus frontal, maxillaire, sphénoïdal, ethmoïdal, cavité nasale, etc.) ; il éliminera ou fera intervenir judicieusement toutes les diathèses, les maladies générales ou celles d'organes plus ou moins éloignés, etc., que le sujet présentera.

Quand il ne s'agit que de phénomènes fonctionnels, comme la mydriase, la paralysie de l'accommodation, les spasmes, les amblyopies, etc., il dirigera son examen tout spécialement du côté du système nerveux, car il pourrait y trouver l'explication causale des symptômes. La lésion dentaire peut être, en effet, dans ces cas, une simple coïncidence ou une cause occasionnelle.

En général, il convient de faire un examen minutieux de l'appareil dentaire dans beaucoup de maladies oculaires sans cause apparente, et que les traitements ordinaires n'ont pas améliorées. D'autre part, l'exploration des dents est une pratique toujours recommandable, car elle peut souvent, quoique sous un autre point de vue, guider les recherches étiologiques dans un grand nombre de maladies oculaires. — Le rachitisme, la scrofule, et surtout la syphilis héréditaire, présentent des altérations suffisantes pour éclairer l'oculiste et lui indiquer un traitement convenable. La kératite interstitielle, les cataractes zonulaires, les chroroïdites, les rétinites, les atrophies et les névrites optiques de l'enfance, ont coutume de s'accompagner d'altératiions dentaires dystrophiques que tout médecin doit savoir interpréter ;

2° Les lésions du système dentaire peuvent se répercuter sur l'œil en y déterminant des phénomènes réflexes.

Les phénomènes réflexes pourraient avoir lieu par un mécanisme discutable ; être attribués : tantôt à des inhibitions ou des excitations nerveuses, tantôt à des phénomènes vaso-moteurs par contraction ou dilatation des vaisseaux, tantôt à des perturbations dans les sécrétions ou dans la nutrition ; mais l'authenticité d'un grand nombre d'exemples cliniques est plus que suffisante pour nous faire admettre des perturbations fonctionnelles des yeux, engendrées par une action réflexe partie des dents.

Le réflexe peut se manifester sous la forme d'altérations de la nutrition, de la motilité, et de la sensibilité générale et spéciale de l'organe de la vision. Le pronostic, en général, est favorable, car toujours l'affection disparaît quand elle a été combattue convenablement, avant que ces simples altérations fonctionnelles aient entraîné des désordres organiques. Le traitement, il est inutile de le dire, sera dirigé tout d'abord contre les dents ;

3° Les lésions inflammatoires du système dentaire sont susceptibles d'envahir l'œil par contiguïté de tissus, ou par l'intermédiaire du système veineux produisant des infections microbiennes. Par cette même voie, peuvent aussi s'avancer des agents toxiques qui déterminent des manifestations phlogosiques, principalement sur la membrane uvéenne (intoxication de voisinage);

4° Les maladies oculaires dépendantes de lésions dentaires sont de nature et de symptomatologie variées;

5° La carie et la périostite alvéolaire sont les deux lésions dentaires qui occasionnent le plus fréquemment des complications oculaires. La dentition normale et lente, les dents comprimées entre elles, les dents obturées, les extractions, les prothèses, etc., peuvent avoir aussi leur contre-coup sur l'œil;

6° Toutes les dents, quoique très rarement les inférieures, sont capables d'engendrer des perturbations réflexes ou inflammatoires dans l'appareil oculaire. Les petites et les premières grosses molaires du maxillaire supérieur sont celles qui exposent le plus souvent à de telles complications, surtout quand elles s'accompagnent de suppuration de l'alvéole, et plus encore si le sinus maxillaire s'enflamme;

7° Quelques affections oculaires peuvent provoquer des névralgies irradiées vers les filets dentaires du trijumeau, à tel point qu'elles peuvent en imposer pour une lésion dentaire et faire prendre l'effet pour la cause.

BIBLIOGRAPHIE (1)

1808. (1) Wenzel. *Manuel de l'oculiste.* Paris, t. I, p. 328.
1817. (2) Beer. *Lehr. von Augenkrankheiten.* Wien.
1821. (3) Travers. *A sinopsis of the diseases of the eye.* London, p. 305.
1830. (4) Galezowski (S.). Amblyopie par carie dentaire. *Archiv. gén. de méd.*, XXIII, p. 261, Paris.

(1) Cette bibliographie ne comprend que la littérature qui s'occupe des rapports des maladies dentaires et oculaires.

1839. (5) CAFFE. Amblyopie d'origine dentaire. *Lancette franç.*, août.

— (6) PASQUIER. *Lancette française*, août.

1840. (7) MACKENZIE. *Pract. treat. on the diseases of the eye*, 3e édit., p. 899.

1841. (8) HUNTER. Amblyopie après l'extraction de la prem. grosse molaire sup. gauche. *Amer. Journal of med. Scieno.*

1843. (9) DECAISNE. Note sur les dents œillères. *Bull. de l'Acad. de méd. belge*, t. XIII.

1845. (10) STELZ. Exophtalmus durch Uebersetzung eines Zahnabsceses in die Augenhöhle. *Oestr. med. Jahrbt.*

1846. (11) DUVAL. Rupture de la cornée, par suite de l'extract. d'une dent; staphyl., etc. *Ann. d'ocul.*, t. XV, p. 229.

— (12) CASTLE. *The Lancet*, t. II, p. 266.

1847. (13) SOVET. Nouvelles observ. de phlegmon de l'orbite. *Ann. d'ocul.*, t. XVIII, p. 159.

1848. (14) TEIRLINK. Rapport pathologique du syst. dentaire avec l'appareil visuel. *Ann. d'ocul.*, t. XIX, p. 92, 146, 198.

1849. (15) MILTON. Perte de l'œil suite de névralgie dentaire. *Ann. d'ocul.*, t. XXII, p. 40.

1851. (16) BRÜCK. Amaurose coïncidant avec inflam. de l'antre d'Highmore de cause dentaire. *Caspers Wochenschrift.*

1854. (17) DECAISNE (P.). Sur les dents œillères. *Arch. belges de méd. militaire*, t. XIII, p. 178.

1855. (18) FOUCHER. Phlegmon orbitaire, inflam. du sinus maxillaire causée par une prémolaire. *Gaz. des hôp.*

1857. (19) SMITH (S.). Amblyopie causée par périostite alvéol. (inflam. du sinus max.). *The Lancet*, t. I, p. 159.

1858. (20) DESMARRES. *Traité des maladies des yeux*, t. III, p. 575.

1859. (21) HANCOCK. On cases connected with the teeth. *The Lancet*, t. I, p. 80.

1860. (22) TAVIGNOT. Des ophtalmies provoquées et entretenues par le travail de la première et de la seconde dentition. *Union méd.*, n° 45.

1862. (23) DEVAL. *Traité des maladies des yeux*, p. 98, 679.

1865. (24) CH. GAINE. Amaurose; abcès de l'antre, dent cariée. *Brit. med. Journal*, p. 683.

— (25) HUTCHINSON. A groupe of cases illustr. the occasion. connexion betwen neuralgia of the dental nerves and amaurosis. *Opht. Hosp. Rep.*, t. IV, p. 381.

1866. (26) MAIR. *Edinb. Med. Journal*, mai.

— (27) WECKER. Cécité d'un œil en connexion avec une névralgie et une irritation prolongée de la gencive. *Ann. d'ocul.*, t. LV, p. 130.

— (28) DELGADO. Amaurose réflexe dentaire. *Ann. d'oculistique*, t. LV, p. 140.

1867. (29) HUTCHINSON (J.). Affections oculaires succédant à des attaques de névralgie ou à des blessures des branches de la 5e paire. *Ann. d'ocul.*, t. LVIII, p. 82.

— (30) SALTER (J.). Affections of the nervous system dependent on diseases of the permanent teeth. *Hosp. Rep.*, vol. XIII.

1868. (31) ALEXANDER. Amaurose in Folge von Neuralgie der Zahnnerven. *Arch. f. Opht.*, t. XIV, 1, p. 107.

— (32) DE WITT. Amaurosis of right eye relieved by the removal of the filling from a carious tooth, etc. *Amer. Journ. of med. sc.*, avril, p. 382.

1868. (33) SCHMIDT (H.). Ueber Accomodationsbeschränkungen bei Zahnleiden. *Arch. f. Opht.*, B. XIV, p. 107-137.

1869. (34) CHEVALIER. Considérations sur les troubles de la vision consécut. aux altérations des dents. *Arch. med. belges*, sept., p. 157-161.

— (35) DECAISNE. Troubles de la vision consécut. aux altérat. des dents *Journ. de méd. de Bruxelles*.

— (36) DELESTRE. Des troubles de la vision consécut. aux altérat. des dents. *Bullet. de l'Acad. de médecine de Paris*, p. 112.

1870. (37) DELESLIE. *Des accidents causés par l'extraction des dents*. Paris.

1871. (38) Tavignot. Ophtalmies liées à l'évolution dentaire. *Revue de thérap. méd.-chirurg.*, p. 510.

1872. (39) ABADIE. De la pathogénie du rétrécissement du canal nasal. *Journ. d'opht.*, p. 191.

— (40) GALEZOWSKI (X.). Sur les affections oculo-dentaires. *Journ. d'opht.*, p. 606.

— (41) GILL. Affections of the eye from dental disease. *St-Louis med. and surg. Journal*, p. 301.

1873. (42) DUPLAY. Phénomènes réflexes des dents. *Arch. gén. de médecine*, t. II, p. 217.

— (43) FOLLIN. *Traité de pathol. ext.*, t. IV, p. 751, 755.

— (44) MÉTRAS (A.). Thèse de Paris (plusieurs observat. de malad. oculaires causées par lésions des dents.

— (45) TOMES. *Dublin medical Free-Press*.

— (46) WEDL. *Pathologie der Zahne*, p. 355.

1874. (47) GALEZOWSKI (X.). Étude sur les affections oculo-dentaires. *Rec. d'opht.*, avril.

— (48) LARDIER (P.). Amaurosis from a carious tooth. *Amer. Journal med. sc.*, p. 567.

1875. (49) HUTCHINSON (J.). De l'espèce particulière des dents que l'on rencontre dans les cas de cataracte zonulaire. *Pathol. Soc. of London; The Lancet*, I, p. 336.

1876. (50) LE FORT. Première grosse molaire cariée. Abcès du sinus max. Troubles ocul. et phlegm. de l'orbite. *France méd.*, nº 44, p. 357.

— (51) PIETKIEWICZ (V.). *Blépharospasme de l'œil droit, consécutif à une périostite des racines de la première grosse mol. sup. dr.* Thèse, p. 171.

— (52) TERRIER. Contracture des muscles de l'œil et de l'orbiculaire gauche, guérie par l'ablation de dents cariées. *Rec. d'opht.*, p. 88-89.

1877. (53) SAMELSOHN. Amaurose complète d'un œil, causée par une périostite orbitaire consécutive à une extract. dentaire. *Berl. klin. Wochenschr.*

— (54) Accidents oculaires produits, chez un enfant de 15 jours, par une éruption dentaire prématurée. (*Id.*)

1878. (55) MENGIN. Des accidents oculaires consécut. aux lésions de l'appareil dentaire *Rec. d'opht.*, p. 324-326.

1879. (56) DEMONS. *Société de chirurgie*.

1880. (57) CUIGNET. Atrophie de la papille gauche guérie par l'extract. de trois racines de mol. de la mâchoire sup. gauche. *Rev. d'opht.*

— (58) GIRAUD. *Des affections secondaires de l'œil, liées aux maladies des dents*. Thèse de Bordeaux.

— (59) MENGIN. Asthénopie consécutive à une périostite alvéolo-dentaire d'une dent de sagesse. *Rec. d'opht.*, p. 20.

1880. (60) PARINAUD. Des suppurations de la paupière inférieure et de la région du sac lacrymal d'origine dentaire. *Arch. gén. de méd.*, CXLV, p. 667-686.

— (61) SEGURA. Relacione spatologicas entre los dientes y los ojos. *Clinica de Malaga*, I, p. 6, 12, 261, 274.

1881. (62) AUGÉ (A.). *De l'influence de la première dentit. sur le développement de la blépharo-conjonct.* Thèse de Paris.

— (63) FAUCHERON. Névralgie sus-orbitaire considérée dans ses rapports avec l'œil. *Rec. d'opht.*

1882. (64) ELY. *The medical Record*, t. XXI, p. 258 (avec quatre observat. oculo-dentaires).

— (65) FISCHER. *Klinischer Unterricht in der Augenheilk.*, p. 9 (Prague).

— (66) WEINBERG. Exophtalmie à la suite de dents cariées. *Rec. d'opht.*, n° 7, p. 441.

— (67) Troubles oculaires d'origine nerveuse produits par cause extra-orbitaire. *Rec. d'opht.*, nov.

1883. (68) DIMMER. Un cas de choroïdite métastatique après l'extraction d'une molaire. *Wien. med. Woch.*, n° 9.

— (69) LANDSBERG. Zur Sinusthrombose. *Centr. f. p. Augenh.*, nov.

— (70) POWER (H.). On the relations between dental lesions and diseases of the eye. *Med. Press*, t. XXXVI, p. 459 et 479.

1884. (71) PAGENSTECHER. Beiträge Zur Aetiologie und Therapie der retrobubaïen Zellgewelsentzündung. *Arch. f. Augenh.*, XIII, p. 2 et 3.

1885. (72) ACKLAND. Epiphora et léger ectropion guéris par l'enlèvement d'une racine de dent canine. *Brit. med. Journal*, II, p. 250.

— (73) BURNETT (S.). A case of great swelling of the eyeledis and face following an insuccessfull attempt to extract the opper canine tooth on the feft side, abscess of the orbit ; tolat blindness ; atrophic of the disc ; obliteration of the retinal vessels. *Archiv. of ophtalm.*, t. XIV, p. 177.

— (74) CRITCHETT (A.). Orbital cellulitis. *Opht. Soc.*, 15 oct.

— (75) LAGLEYZE. Complicaciones de una periostitis alveolo-dentaria. *Rev. Argentina de ciencias med.*, n° 9, p. 307-321.

— (76) UHTHOFF. Acrinie lacrymale consécutive à névrite par maladie d'une incis. sup. *Soc. de Psych. et malad. nerv. de Berlin*, séance 9 nov.

1886 (77) CRÉMICEAN. Rheumatische Zahnschmerzen als Vorlaiifer von glaucomatösem Anfällen. *Klin. med. für Augenh.*, p. 310-316.

(78) RÉDARD (P.). Rapport entre les affections dentaires et certains troubles oculaires. *Bull. et mém. de la Soc. franç. d'opht.*, p. 263.

— (79) WIDMARK. Cécité unilatérale en rapport avec la présence de dents cariées. *The Lancet*, II, p. 88.

1887. (80) NUEL. Amblyopies et amauroses réflexes. *Traité d'opht.*, de WECKER et LANDOLT, t. III, p. 698, 706.

— (81) RUMEAU. *Essai pathogénique de quelques troubles de la conjonctive survenus dans le cours d'affections inflammatoires consécutives à des maux de dents.* Thèse de Paris.

— (82) WARD COUSINS. Présence de la canine supérieure droite dans l'orbite gauche d'un enfant. *Brit. med. Journal*, 23 avril.

1888. (83) GALEZOWSKI. Des troubles oculaires dans les altérations de la cinquième paire et en particulier des affections dentaires. *Progr. méd.*, n° 29, p. 41.

— (84) MARLOW. Cases illustrating the dependance of some form. of eye inflammation upon irritative lesions of the dental branches of the fifth nerve. *N. Y. med. Journ.*, XLVII, n° 11, p. 401.

1888. (85) RIVA. Amaurose consécutive à la carie dentaire. *St.-Petersburger medic. Wochensch.*, n° 21.

1889. (86) NEUCHALER. Un cas d'odontalgie résultant d'insuffisance des droits internes. *Rec. d'opht.*, p. 657.

1890. (87) CHIBRET. Nouvelles contributions à l'étude des affections synalgiques de l'œil. *Arch. d'opht.*, p. 148.

— (88) SNELL (S.). Sinus of left orbit. associated with disease of righ upper central incisiv. *The opht. review*, juillet.

— (89) — Acute cellulitis of the orbit, with a fatal result. *Opht. Soc. of the Kingdom*, juillet, *in the Opht. review*, 1er août.

1890. (90) COURTAIX. *Relations pathologiques entre les yeux et les dents.* Thèse de Paris.

1892. (91) BERGER. *Les maladies des yeux dans leurs rapports avec la pathologie générale*, p. 196.

— (92) CASSEDAY. Affections oculaires d'origine dentaire réflexe. *The Journ. of opht., otol. and laring.*, 2e trim.

— (93) SOUS. Choroïdite et lésion dentaire. *Journ. de médic. de Bordeaux*, n° 47.

1893. (94) DESPAGNET. Amblyopie grave d'origine dentaire. *Ann. d'ocul.*, t. CX, p. 88. *Soc. d'opht. de Paris*, 6 juin.

— (95) FAGE. Cellulite orbitaire et abcès palpébral d'origine dentaire. *Soc. d'opht. de Paris*, séance 7 nov.

— (96) HERMANN. Papilles étranglées consécutives à l'extract. d'une dent molaire. *Centralblat für prakt. Augenh.*, déc.

— (97) Park. Amblyopie réflexe due à l'application d'une pièce dentaire. *The Annals of opht. and otol.*, 1er trim.

— (98) TERSON (A.). Remarques sur les phlébites orbitaires consécutives aux affections bucco-pharyngées. *Soc. d'opht. de Paris*, 4 juillet.

1894. (99) MATHIEU (A.-F.). *Etude critique sur les rapports entre les maladies des yeux et celles des dents.* Thèse de Paris.

1895. (100) FOUCHER. Trois cas de maladies des yeux d'origine dentaire. *Union méd. du Canada*, août.

— (101) MERZ. Ein Fall von Orbitalphlegmon nach Empyem des Antrum Highmori. *Klin. Monats.*, p. 55, fév.

— (102) PANAS. Empyème du sinus maxillaire compliqué d'ostéo-périostite orbitaire, etc. d'origine dentaire. (Com à l'Acad. de méd., 12 mars.) *Arch. d'opth.*, t. XV, p. 129.

— (103) PECHIN. Contribution à l'étude des affections oculaires et des sinusites de la face d'origine dentaire. *Soc. d'opth. de Paris*, 4 juin.

— (104) SALVA (J.). *Des complications inflammatoires de l'orbite dans les sinusites maxillaires.* Thèse de Paris.

— (105) SOUS. Kératite et dentition. *Soc. de méd. de Bord.*, 25 janv.

1896. (106). BRUNSCHWIG. Phlegmon orbitaire consécutif à une sinusite maxil. dentaire. *Normandie méd.*, 15 fév.

1897. (107) BAUBY (D.). *Complications orbitaires des empyèmes du sinus maxillaire.*

— (108) BETTREMIEUX (P.). Guérison d'un cas de tic douloureux de la face. *Arch. d'opht.*, p. 560.

1897. (109) FROMAGET et ULRY. Choroïdite séreuse à répétitions coïncidant avec des poussées d'ostéo-périostite alvéolo-dentaire. *Soc. d'anat. de Bordeaux*, mai.

— (110) RIOLACCI. *Des troubles oculo-orbitaires dans les sinusites maxillaires.* Thèse de Lyon.

1898. (111) DOUGLAS. Empyema of the antrum in a child three weeks old. *British med. Journal*, 5 fév.

— (112) GEPNER. Oblitération de tous les vaisseaux rétiniens à la suite de l'extraction d'une dent. Communication au 8e *Congrès Polonais* à Posen.

— (113) LAGLEYZE. Relaciones patologicas entre el sistema dentario y el aparato de la vision. *Revista dental del Rio de la Plata*, t. I, p. 88.

— (114) LAPERSONNE. Quelques manifestations orbitaires des sinusites. *Soc. d'opht.*, séance 4 mai.

TABLE DES MATIÈRES

Pages

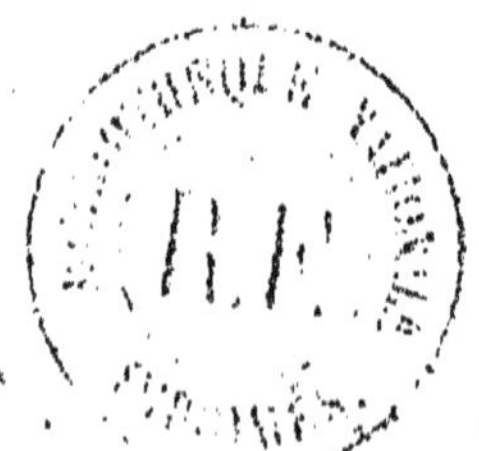

Extrait des **Archives d'Ophtalmologie**, mars-mai 1899.

IMPRIMERIE A.-G. LEMALE, HAVRE

www.ingramcontent.com/pod-product-compliance
Ingram Content Group UK Ltd.
Pitfield, Milton Keynes, MK11 3LW, UK
UKHW020212200726
13856UKWH00004B/1347

9 782013 589239